Palak Salgia
Vikas Punia
Meenakshi Khandelwal

Procedimentos laboratoriais de implantologia para pacientes edêntulos

Palak Salgia
Vikas Punia
Meenakshi Khandelwal

Procedimentos laboratoriais de implantologia para pacientes edêntulos

ScienciaScripts

Imprint

Cover image: www.ingimage.com

This book is a translation from the original published under ISBN 978-620-6-77188-3.

Publisher:
Sciencia Scripts
is a trademark of
Dodo Books Indian Ocean Ltd. and OmniScriptum S.R.L publishing group

120 High Road, East Finchley, London, N2 9ED, United Kingdom
Str. Armeneasca 28/1, office 1, Chisinau MD-2012, Republic of Moldova, Europe
Managing Directors: Ieva Konstantinova, Victoria Ursu
info@omniscriptum.com

Printed at: see last page
ISBN: 978-620-8-39344-1

Conteúdo

1 INTRODUÇÃO

Os avanços no domínio da ciência e da tecnologia melhoraram significativamente a qualidade da vida humana. Este facto resultou das tentativas sustentadas da humanidade para explorar e ultrapassar os desafios colocados pela natureza. Um dos maiores desafios para nós, enquanto prostodontistas, é a gestão do estado edêntulo e o desejo constante dos doentes de próteses fixas.

Os implantes são a resposta a estas questões, sendo o substituto mais próximo dos dentes naturais, proporcionando uma retenção adequada e satisfazendo a preferência do paciente por uma restauração fixa em vez de uma removível. Graças ao trabalho meritório dos pioneiros, dispomos de conhecimentos suficientes na ciência da implantologia dentária para melhorar a qualidade de vida dos anteriormente designados "aleijados dentários".

A previsibilidade de uma reabilitação com implantes osseointegrados bem sucedida do maxilar edêntulo, tal como descrita por Branemark, introduziu uma nova era de gestão da situação de edentulismo.[1] A reabilitação com implantes da maxila edêntula continua a ser um dos desafios de restauração mais complexos devido ao número de variáveis que afectam tanto o aspeto estético como funcional da prótese.[2] Entre os desenhos de prótese utilizados para tratar a maxila edêntula estão as restaurações fixas ou removíveis suportadas por implantes.

Com o aumento da população idosa em todo o mundo, é inevitável que mais pacientes idosos edêntulos utilizem serviços de prótese que ofereçam overdentures de dois implantes mandibulares. O principal benefício que o paciente recebe de qualquer tipo de tratamento com implantes é a prevenção de mais perda óssea nas áreas onde faltam dentes. As sobredentaduras suportadas por implantes não só proporcionam a estabilidade necessária ao doente, como também eliminam a etiologia deste problema, evitando uma maior perda óssea.[3] Todo o dinheiro que os pacientes estão a pagar por adesivos de próteses e pelo fabrico de novas próteses convencionais e amovíveis ao longo de vários anos pode ser investido em opções de tratamento mais bem sucedidas e previsíveis, como as sobredentaduras suportadas por implantes. Uma das principais razões pelas quais os dentistas de restauração podem estar relutantes em oferecer overdentures implanto-suportadas aos seus pacientes é a complexidade das montagens de encaixe. Estão disponíveis cerca de duzentos encaixes diferentes, o que torna difícil escolher o encaixe correto para um determinado doente.[4]

É bem sabido que as sobredentaduras implanto-suportadas proporcionam uma melhor retenção, suporte, estabilidade, função e conforto aos pacientes. Foram descritos extensivamente na literatura vários desenhos protéticos, materiais e técnicas.[5] Foi utilizada uma variedade de sistemas de fixação para reter as sobredentaduras. Geralmente, estes podem ser classificados como clipes e barras, esferas, ímanes e coifas telescópicas (rígidas ou não rígidas). A seleção de um sistema de fixação está principalmente relacionada com a escolha pessoal do profissional e/ou laboratório responsável, com base na experiência e formação. A reabsorção óssea alveolar avançada pode favorecer um conetor que ofereça uma quantidade considerável de estabilidade horizontal, como as barras ou os encaixes telescópicos.

Quando a reabsorção alveolar é mínima, os ímanes oferecem uma solução alternativa, embora forneçam a menor força de retenção em comparação com os outros acessórios e percam rapidamente a sua capacidade de retenção inicial.[6]

As esferas são ideais para pacientes com uma anatomia do maxilar estreita, uma vez que as barras não deixam espaço suficiente para a língua. Embora as coifas telescópicas não rígidas produzam pouca tensão nos implantes e no osso circundante, tal como os encaixes esféricos ou magnéticos, as coifas telescópicas rígidas induzem tensões consideravelmente mais elevadas. A preocupação aqui não é a resposta biológica a estas tensões (potencial reabsorção óssea marginal), mas o aumento do risco de fadiga do implante e eventual fratura do implante ou dos seus componentes. Por outro lado, quanto mais rígido for o conetor, menor será a carga sobre as áreas posteriores edêntulas e, indiretamente, menor será a reabsorção óssea alveolar.[7]

Nos últimos anos, vários sistemas de attachments têm sido utilizados com sucesso com sobredentaduras removíveis sobre implantes.[8] Todos os sistemas de encaixe disponíveis foram concebidos para evitar o movimento vertical da prótese e podem ser utilizados como um encaixe isolado montado diretamente no implante ou ligado a um sistema de barras. A escolha do acessório depende da retenção necessária, da morfologia do maxilar, da anatomia, da crista da mucosa, da função oral e da adesão do doente à retirada.[9]

Em última análise, esta dissertação procura elucidar a intrincada interação entre a prática clínica e os procedimentos laboratoriais em Implantologia, destacando os esforços de colaboração entre clínicos e técnicos na obtenção de resultados óptimos para os pacientes. Ao lançar luz sobre as nuances dos processos laboratoriais, esta investigação pretende contribuir para o avanço do conhecimento e da proficiência no campo da Implantologia, beneficiando, em última análise, tanto os clínicos como os pacientes.

2 TERMINOLOGIAS

Implante dentário endosteal:

1: Dispositivo colocado no osso alveolar e/ou basal da mandíbula ou maxila e que transecta apenas uma placa cortical. O implante dentário endósseo é composto por um componente de ancoragem, designado por corpo do implante dentário endósseo, que, idealmente, se encontra no interior do osso, e por um componente de retenção, designado por pilar do implante dentário endósseo.

2: Dispositivo colocado no interior do osso alveolar ou basal, destinado a servir de pilar protético.

Implante dentário transosteal

1: Um implante dentário que penetra em ambas as placas corticais e atravessa toda a espessura do osso alveolar

2. Implante dentário composto por uma placa metálica com pinos de retenção para a fixar contra o bordo inferior da mandíbula que suporta pinos transósseos que penetram através de toda a espessura da mandíbula e passam para dentro da boca na região parassinfisária - também designado por implante de osso agrafado, implante de osso agrafado mandibular e implante transmandibular.

Análogo: uma réplica de implante utilizada para efeitos de reconstrução protética na bancada do laboratório.

Parafuso de cicatrização

1: O parafuso intra-implantar final colocado após a cirurgia da primeira fase.

2: O componente de um sistema de implante dentário endósseo utilizado para selar, normalmente numa base provisória, o corpo do implante dentário durante a fase de cicatrização após a colocação cirúrgica. O objetivo do parafuso de cicatrização é manter a permeabilidade da secção roscada interna para a fixação subsequente do pilar durante a cirurgia da segunda fase.

Pilar de implante: A porção de um implante dentário que serve para suportar e/ou reter qualquer prótese - utilização: frequentemente, os pilares de implantes dentários, especialmente os utilizados com implantes dentários endósteos, são alterados para modificar o design do pilar ou a sua utilização antes de ser fabricada uma prótese definitiva. Este pilar preliminar é designado por pilar provisório. O pilar escolhido para suportar a prótese definitiva é designado por pilar definitivo. Os pilares de implantes dentários podem ser descritos da seguinte forma

- Forma (ou seja, cilíndrica, barril),
- Material (ou seja, cerâmica, titânio), ou
- Factores de conceção especiais (ou seja, bloqueio hexagonal interno, bloqueio hexagonal externo, estriado).

Pilar de cicatrização: É uma braçadeira temporária utilizada após a descoberta do acessório, para que os tecidos moles possam cicatrizar nas áreas permucosas.

Pilar angulado / pilar angulado:

1: Qualquer pilar de implante dentário endósseo que altere a angulação do eixo longo entre o corpo do implante dentário e o pilar do implante dentário

2: Porção de um implante endosteal que se desvia do seu longo eixo à medida que passa permucosalmente para servir de dispositivo de ancoragem para uma coroa.

Fixação de pilar: Um dispositivo mecânico para a fixação, retenção ou estabilização de uma

prótese dentária implanto-suportada.
Parafuso de fixação: Um dispositivo roscado utilizado para fixar próteses a implantes; é introduzido ou removido utilizando uma chave especial inserida num padrão geométrico na sua cabeça alargada.
Cópia de impressões:
1: Qualquer dispositivo que registe a posição do corpo do implante dentário ou do pilar do implante dentário relativamente às estruturas adjacentes; a maioria destes dispositivos é indexada para assegurar uma localização tridimensional reproduzível.
2: O componente de um sistema de implantes dentários utilizado para proporcionar uma relação espacial de um implante dentário endósseo com o rebordo alveolar e a dentição adjacente ou outras estruturas. As coifas de impressão podem ser retidas na impressão ou podem requerer uma transferência da utilização intra-oral para a impressão após a colocação do análogo ou das réplicas.
Barra de ligação: Uma barra fixa que liga duas ou mais extensões permucosas; no caso da estrutura do ramo ou do implante subperiosteal, pode ser uma parte integrante da subestrutura.
Barra Hader: Uma forma de plástico pré-fabricada de fixação de barra que pode ser investida e fundida com qualquer metal.
Barra Dolder: Um conetor de vários elementos protéticos concebido para dar força e para reter uma sobredentadura ou superestrutura; estão disponíveis grampos especiais que agarram estas barras. Esta barra é pré-fabricada e deve ser soldada aos cilindros de ouro.
Perfil de emergência: O contorno de um dente ou implante restaurado em relação aos tecidos circundantes.
Estrutura: A armadura ou o esqueleto da prótese.
Pino guia: O componente de um sistema de implantes dentários que é colocado no local ósseo preparado cirurgicamente para um implante endosteal. Ajuda a determinar a localização e a angulação do local relativamente a outros tecidos moles ou pontos de referência ósseos.
Carregamento: Colocação de um implante ou dente em oclusão funcional.
Carga axial: A força dirigida para baixo no eixo longo de um corpo. Nota editorial - normalmente utilizada para descrever a força de contacto oclusal sobre um dente natural, implante dentário ou outro objeto, a "carga axial" é melhor descrita como "a força exercida no eixo longo do dente" ou de qualquer outro corpo que esteja a ser descrito. Carregar "o eixo" é um erro de sintaxe.
Carregamento imediato
1: A colocação de implantes recém-inseridos em função.
2: Colocação de uma carga oclusal/incisal completa sobre um implante dentário.
Carga progressiva: Colocação em função de uma série de próteses cada vez mais duras (ou seja, começando com acrílico e, depois de alguns compósitos de dureza variável, terminando com porcelana).
Corpo do implante: A parte de um implante dentário que fornece suporte para o(s) pilar(es) através da adaptação sobre, dentro (endosteal) ou através (transosteal) do osso.
Interface do implante: A junção entre a superfície do implante dentário e os tecidos circundantes do hospedeiro.
Prótese de implante: Qualquer prótese (fixa, removível ou maxilofacial) que utilize implantes dentários em parte ou na totalidade para retenção, suporte e estabilidade.
Prótese sobre implantes: A fase da prótese dentária relativa à substituição de dentes em falta e/ou estruturas associadas por restaurações que são fixadas a implantes dentários.

Cirurgia de implantes: A fase da implantologia dentária relativa à seleção, planeamento e colocação do corpo do implante e do pilar.
Sistema de implantes: Componentes de implantes dentários concebidos para serem acoplados entre si. Um sistema de implantes pode representar um conceito, inventor ou patente específicos. Consiste nas peças e instrumentos necessários para completar a colocação do corpo do implante e dos componentes do pilar.
Anti-rotação: Uma caraterística estrutural de alguns componentes de implantes dentários endósteos que impede a rotação relativa das peças fixadas. Esta caraterística pode existir entre o corpo de um implante dentário e o pilar do implante dentário, e/ou o pilar do implante dentário e o(s) elemento(s) do pilar do implante dentário.
Inserção intramucosa: Dispositivos aloplásticos colocados na superfície tecidular de uma prótese removível para manter mecanicamente o selamento mucostático; geralmente feitos de titânio ou aço inoxidável cirúrgico e moldados com um pescoço permucoso estreito, uma cabeça de retenção mais larga e uma base de fixação de prótese larga e plana; utilização geral: prótese completa maxilar ou próteses parciais removíveis mandibulares e maxilares; também designados por inserção mucosa ou implante subdérmico.
Overdenture/Dentadura de sobreposição: Uma prótese parcial ou total amovível cujas coifas secundárias incorporadas se sobrepõem ou telescopam sobre as coifas primárias, encaixando sobre as coroas, postes ou cavilhas naturais preparadas.
Matriz: A parte fêmea do acessório de precisão que é fixada à prótese.
Patrix: A parte masculina do acessório de precisão que está ligada à superestrutura ou ao implante.
Implante dentário endósseo com forma de raiz: Um implante dentário endósseo com a forma aproximada da raiz de um dente.
Implante dentário endosteal de parafuso
1: Qualquer implante dentário cuja configuração do corpo do implante se assemelhe a um parafuso
2: Qualquer implante dentário em forma de parafuso; pode ser oco ou sólido, e consiste normalmente no pilar do implante dentário e no corpo do implante dentário.
Segunda fase da cirurgia de implantes dentários:
1: Para a cirurgia de implante dentário eposteal, o termo refere-se ao procedimento que envolve a colocação da estrutura eposteal fabricada após a cirurgia de implante da primeira fase
2: Para a cirurgia de implante dentário endósseo, após a reflexão cirúrgica, o aspeto oclusal do corpo do implante dentário é exposto, o parafuso de cobertura é removido e o pilar provisório ou definitivo é colocado. Depois disso, os tecidos de revestimento são (quando necessário) anastomosados.
Contorno de transição: Relativamente a qualquer restauração suportada por um implante dentário, a relação entre o pilar e o corpo do implante.
pilar da UCLA (Universidade da Califórnia em Los Angeles)
1: Um pilar feito à medida, concebido para ser colocado em implantes unitários que não possuem elementos anti-rotativos.
2: Um termo coloquial utilizado para descrever uma coroa dentária que é fixada diretamente ao corpo do implante através de um parafuso sem um pilar intermédio.

3 HISTÓRIA

A ideia de deixar raízes de dentes naturais para suportar uma sobredentadura está longe de ser nova; já em 1856, Ledger tinha descrito uma prótese semelhante a uma sobredentadura. É verdade que as suas restaurações eram referidas como placas que cobriam presas, e este tornou-se o título de um artigo publicado por Atkinson cerca de 5 anos mais tarde. De facto, após uma conferência em Connecticut, em 1861, parecia haver uma consciência crescente do valor que essas raízes poderiam desempenhar no suporte de uma prótese de cobertura, enquanto em 1888 Evans tinha descrito um método de utilização de raízes para reter restaurações. Em 1896, Essig prescreveu um coping do tipo telescópico. Peeso também estava a fazer o que pareciam ser próteses telescópicas removíveis, mais ou menos na mesma altura.[2]
Em 1978, o Dr. P. Branemark apresentou um implante de titânio roscado de duas fases em forma de raiz. Desenvolveu e testou um sistema utilizando parafusos de titânio puro que designou por *fixações*. Estes foram colocados pela primeira vez nos seus pacientes em 1965 e foram os primeiros a serem bem documentados e os implantes dentários mais bem mantidos até à data. As razões para reter as raízes nem sempre foram especificadas, mas é provável que a retenção e a estabilidade da prótese tenham sido as mais importantes na mente dos clínicos. Gilmore estava obviamente à procura de retenção e estabilidade da prótese, enquanto Peeso sugeriu que estava interessado principalmente no suporte da prótese. A maioria dos sistemas de retenção que foram desenvolvidos entre as guerras e depois da Segunda Guerra Mundial, forneciam apoio, estabilidade e retenção.[3]

As sobredentaduras suportadas por implantes são, comparativamente, uma novidade no panorama da prótese dentária. Foi apenas o desenvolvimento de sistemas de implantes bem estudados, com uma taxa de sucesso previsível, que tornou estas restaurações viáveis.

A declaração de consenso da McGill sobre sobredentaduras foi publicada na sequência de um simpósio realizado na Universidade McGill em Montreal, Canadá, em 2002. Um painel de peritos relevantes neste domínio afirmou que: "As provas atualmente disponíveis sugerem que a restauração da mandíbula edêntula com uma prótese convencional já não é o tratamento protético de primeira escolha mais adequado. Existem atualmente provas esmagadoras de que uma sobredentadura de dois implantes deve tornar-se a primeira escolha de tratamento para a mandíbula desdentada". Em 2009, foi publicada uma outra declaração de consenso como apoio e seguimento da declaração de consenso da McGill. Este relatório foi criado conjuntamente pelos membros do Conselho da BSSPD (Sociedade Britânica para o Estudo da Dentisteria Protética) e pelo painel de apresentadores na conferência da BSSPD em York, Reino Unido, em abril de 2009.[2]

O primeiro acessório axial para implante utilizado foi o acessório Zest®, desenvolvido em 1971 por Max Zest na Califórnia, EUA, na sua empresa (Zest Anchors). A partir de 1994, a evolução deste attachment deu origem ao Zaag, mais sofisticado e de fácil manutenção. O O Ring e o Stern Era (Sterngold) foram os acessórios mais utilizados até 2001, data de lançamento da terceira geração de acessórios da empresa Zest® Anchors, o Locator. Este último tem sido objeto de muitas aplicações clínicas.

4 REVISÃO DA LITERATURA

Blair FM e Wassell RW (1996)[10] realizaram um inquérito para descobrir o procedimento de descontaminação de moldes mais utilizado. Os resultados mostraram que (1) eram utilizados muitos desinfectantes e regimes; (2) vários desinfectantes utilizados não foram especificamente testados quanto à sua eficácia com materiais de moldagem, (3) apesar de não existir um protocolo de desinfeção/esterilização de moldagens universalmente reconhecido, recomenda-se que todas as moldagens sejam, pelo menos, submetidas a um procedimento de desinfeção por imersão em hipoclorito de sódio a 1% durante um mínimo de 10 minutos.

Evans DB (1997)[11] descreveu a maquinagem por descarga eléctrica (EDM). Trata-se de um processo que utiliza descargas eléctricas de alta energia para maquinar componentes metálicos de precisão. Neste procedimento, são geradas rajadas de eletricidade ou faíscas entre o elétrodo de grafite/cobre e a peça de trabalho metálica, para desgastar progressivamente pequenas quantidades do substrato metálico. O procedimento EDM é utilizado no fabrico de restaurações implanto-suportadas de titânio, superestruturas metálicas retidas por barras e para refinar as irregularidades de fundição encontradas em pilares de implantes do tipo UCLA. O autor descreveu um método de utilização de EDM para corrigir o ajuste de restaurações implanto-suportadas que apresentam um assentamento incompleto. Este método evita o método convencional de soldadura.

Ercoli C, Graser GN, Tallents RH e Hagan ME (1998)[12] apresentaram um procedimento alternativo para o fabrico de uma estrutura supra metálica. Após a conclusão da prova das próteses de cera, deve ser feito um índice. Utilizando o índice, fabrica-se a subestrutura metálica com um encaixe de precisão incorporado que pode ser aparafusado aos encaixes do implante. Sobre esta subestrutura é construída uma supraestrutura metálica para atuar como suporte para a prótese acrílica removível. Para construir o padrão de cera para o fabrico da supraestrutura, o autor sugeriu a utilização de uma concha termoformada sobre a subestrutura. Em seguida, a concha tem de ser aparada para uma adaptação correta, evitando o desgaste e proporcionando uma boa estabilidade para a prótese sobre implantes.

Fridrich T e Foo H (1998)[13] descreveram este método de utilização de massa de silicone de adição para fazer índices. Depois de as próteses de cera serem verificadas na boca do doente, devem ser posicionadas no molde mestre. De seguida, misturar duas colheres de massa de base e material catalisador. Adapte a massa sobre as próteses de cera e sobre o molde, cobrindo a área do terreno. Depois de endurecer, seccione o índice através da fossa central e dos bordos incisais. As duas metades podem ser utilizadas separadamente para criar a barra de retenção.

Kan JYK, Rungcharassaeng K, Bohsali K, Goodacre C e Lang B. (1999)[14] analisaram a literatura dentária e identificaram os métodos clínicos que podem ser utilizados para avaliar o ajuste da estrutura do implante. Os métodos utilizados para a avaliação são (i) pressão alternada dos dedos, (ii) visão direta e sensação tátil, (iii) radiografias, (iv) teste de um parafuso, (v) teste de resistência do parafuso, (vi) revelação de meios e outros materiais e (vii) utilização de instrumentos. Concluíram que os níveis sugeridos de adaptação passiva são empíricos e que o clínico deve utilizar uma combinação de métodos disponíveis para minimizar os desajustes.

Krammer RV (1999)[15] descreveu um método de utilização de tampões de silicone para a obturação do canal de acesso na prótese. Neste método, o canal de acesso foi modificado para atuar como dispositivo antirracional. Os plugs de silicone confeccionados para preencher o canal de acesso foram utilizados como vedação temporária durante o recobrimento inicial. Posteriormente, quando os canais foram definitivamente selados, as alturas dos tampões foram reduzidas e o canal foi selado com resina.

Rungcharassaeng K e Kan JYK (1999)[16] descreveram uma técnica de fabrico de bases de registos que eram estabilizadas pelos pilares de cicatrização. Este método eliminou a necessidade de remover o pilar de cicatrização, reduzindo assim o tempo necessário para as etapas clínicas e o desconforto do paciente. Sugeriram a utilização de pilares de cicatrização posicionados no molde mestre, fabricando depois uma base de registo em resina polimerizada leve. Os restantes procedimentos são semelhantes aos do método convencional.

Matthews JT Chaffee Nancy, Minsley G, Felton D e Cooper C (1999)[17] apresentaram este relatório clínico, onde uma prótese fixa destacável existente foi substituída por uma sobredentadura suportada por implantes. A utilização da sobredentadura corrigiu a estética, o nível do plano oclusal e a disposição dos dentes mandibulares. Com a alteração efectuada, o paciente conseguiu manter uma higiene oral adequada.

Kiat-amnuay S S, Mekayarajjananonth T, Cron CC, Khan Z, e Gettleman L. (1999)[18] descreveu esta técnica de fabrico da sobreposição de dentadura com um revestimento resiliente. Nesta técnica, a superestrutura é transferida diretamente para o molde mestre. A base de resina acrílica e o material de revestimento resiliente curado a quente são curados simultaneamente. Também descreveram as modificações que são necessárias de acordo com as situações clínicas, como (i) superestrutura passiva sem seccionamento, (ii) superestrutura que requer seccionamento e brasagem/soldadura ou (iii) reembasamento da sobredentadura existente.

William G. Golden, Alvin G. Wee, Thomas L. Danos e Ansgar C. Cheng (2000)[2] descreveram um método para construir próteses implanto-suportadas fixas-destacáveis, mesmo quando as angulações dos implantes não são adequadas. Isto pode ser compensado utilizando uma superestrutura de 2 peças. A primeira secção encaixa nos encaixes do implante e tem réplicas do pilar fixadas na região posterior, que actua como um anexo para a segunda secção. A segunda secção contém a resina acrílica e os dentes. Os parafusos de retenção da prótese são colocados diretamente sob a fossa central dos dentes molares. A segunda secção é obtida com dois parafusos esteticamente posicionados e um acessório anti-rotativo.

Romera GG, Engelmeier R, Powers JM e Canterbury AA (2000)[19] avaliaram a precisão de três técnicas de pós-fundição para a correção do ajuste não passivo entre a superestrutura da barra fundida e a sua interface com um pilar de implante. As três técnicas estudadas foram a fundição, a soldadura e a maquinação por descarga eléctrica (EDM). Os resultados mostraram que (i) a técnica de soldadura resultou nas maiores distâncias de folga (72 μ m), (ii) a correção por EDM cumpriu as normas para o ajuste passivo (7,5 μ m) abaixo da norma de 10 μ m, (iii) não houve diferença estatisticamente significativa entre EDM e a técnica de fundição, (iv) a técnica de fundição corrigiu melhor o desalinhamento horizontal das porções de coping dos conjuntos de barras de amostra.

Wee AG (2000)[20] realizou um estudo para avaliar os vários materiais de moldagem e a sua precisão utilizando a técnica de moldagem direta. Os resultados do estudo foram que o poliéter de consistência média e os silicones de adição de consistência elevada foram recomendados para a moldagem direta de implantes, com base no rebaixo presente. A técnica de moldagem dupla utilizando uma lavagem de silicone de adição de consistência inferior não foi considerada ideal. O poliéter, devido à sua rigidez, evita a deslocação acidental da coifa de impressão quando a réplica do pilar é apertada. O silicone de adição passa através dos rebaixos em arcadas parcialmente edêntulas, mas é necessário ter cuidado para evitar a rotação acidental da coifa de impressão.

Herbst, J. C. Nel, H. Dipdent, C. H. Drissen e P. J. Becker (2000)[21] efectuaram um estudo sobre quatro técnicas de moldagem. Foram elas: (1) coifas de impressão cónicas não esplintadas, (2) coifas de impressão quadradas não esplintadas, (3) coifas de impressão quadradas esplintadas com resina acrílica autopolimerizável e (4) coifas de impressão quadradas com extensão lateral de um lado não esplintadas. Os resultados do estudo mostraram que a diferença na precisão dimensional entre as técnicas era clinicamente insignificante. Assim, qualquer uma das quatro técnicas de moldagem pode ser utilizada para efetuar a moldagem de próteses suportadas por implantes.

Vigolo P, Majzoub Z e Cordioli G(2000)[22] avaliaram a

O objetivo deste estudo foi avaliar a utilidade de desbastar as superfícies externas das coifas de impressão quadradas do pilar do tipo UCLA e aplicar um revestimento adesivo de impressão na superfície desbastada antes da impressão final. Os resultados mostraram que as alterações de posição rotacional do hexágono foram significativamente menores. Assim, podemos obter uma orientação mais exacta das réplicas dos implantes nos modelos de laboratório.

Hebel KS (2000)[23] descreveu um novo método para o fabrico de uma prótese destacável do paciente suportada por uma barra fresada. A sobredentadura assim processada diretamente sobre uma barra fresada proporcionou um contacto íntimo entre o acrílico e a barra. Este facto reduziu a maioria dos movimentos de rotação e laterais da prótese. A utilização de um registo da posição do implante e de um molde da posição do implante permite obter uma barra de ajuste preciso e evita o corte e a soldadura da barra. Este procedimento reduz o número de visitas do paciente necessárias para a conclusão da prótese.

Duncan JP, Freilich MA e Latvis CJ (2000)[24] descreveram um método de reforço da prótese sobre implantes utilizando uma estrutura de compósito reforçado com fibras. Este método ultrapassa os problemas da estrutura metálica, como o custo, o tempo consumido, a natureza opaca, os potenciais perigos da utilização de ligas de Cr-Co e Ni-Cr e a corrosão entre metais dissimilares da estrutura e dos clipes de retenção. O compósito reforçado com fibra é translúcido, da cor do dente, liga-se mecânica e quimicamente à resina da prótese e a resistência à flexão está na gama de ligas utilizadas para FPD. Assim, este é um método fácil e eficiente de substituir uma estrutura metálica.

Rodrigues AHC (2000)[25] sugeriu um método de reforço de sobredentaduras mandibulares. As sobredentaduras mandibulares suportadas por implantes são propensas a fracturas na região anterior. Isto deve-se ao facto de a parte anterior da prótese estar enfraquecida pela presença de barras e clipes. O autor descreveu dois métodos de reforço da prótese utilizando um reforço fundido, que se encaixa nas ranhuras feitas nos rebordos dos dentes de resina acrílica. As desvantagens da utilização de estruturas metálicas são o facto de serem caras, demoradas e inestéticas.

Pellecchia M, Pellecchia R e Emtiaz S (2000)[26] apresentaram este relatório clínico, em que os autores utilizaram uma prótese fixa de extensão distal ligada a uma prótese fixa anterior suportada por implantes. As vantagens desta técnica em relação à prótese fixa são o facto de evitar a colocação de múltiplos implantes, o cantilever posterior e o procedimento de enxerto para a reconstrução do rebordo. As próteses sobrepostas recebem apoio adicional do rebordo alveolar para resistir à carga oclusal. Esta técnica tem a vantagem estética e funcional da sobredentadura e menos força a atuar no segmento anterior. O seguimento de três anos do paciente mostrou uma boa integração do implante.

De Carvalho WR, Barbosa EDSP e Caula AL (2001)[27] apresentaram este relato clínico da utilização de quatro implantes ligados por uma super estrutura cimentada supragengival. Sobre esta super estrutura foi colocada uma sobredentadura com dois encaixes ERA. As vantagens das restaurações de implantes cimentados são uma adaptação mais passiva das peças fundidas, uma melhor direção da carga, uma melhoria do acesso, uma redução da perda óssea da crista e uma redução das complicações, dos custos e do tempo. O autor sugeriu a utilização de cimentos provisórios para facilitar a remoção e a margem supragengival para evitar o excesso de cimento no sulco e a irritação que pode ocorrer.

Williams BH, Ochiai KT, Hoho S, Nishimura R e Caputo AA (2001)[28] efectuaram um estudo para avaliar as caraterísticas de retenção inicial de cinco desenhos de próteses sobre implantes maxilares sob forças de deslocação invitro.

Os acessórios utilizados foram (1) quatro clips de suporte de plástico com uma barra EDS, (2) dois clips de suporte de plástico com uma barra EDS idêntica, (3) dois clips de suporte com dois acessórios ERA posteriores, (4) três acessórios Zaag numa barra e (5) quatro acessórios Zaag sem barra. Os resultados do estudo registaram o valor de retenção mais elevado para a conceção combinada de ERA e clipes de suporte e o valor mais baixo para a conceção de dois clipes de suporte. A retenção de todos os modelos diminuiu ao longo de 10 puxões consecutivos.

Choy E e Reimer D (2001)[29] descreveram uma técnica laboratorial para processar diretamente o conjunto da barra com o molde mestre. Esta técnica permite um alinhamento preciso da caixa metálica que é utilizada para segurar os clipes de retenção e os encaixes ERA na prótese sobredentada. Garante um ajuste preciso dos elementos de retenção aquando da entrega da prótese total. A utilização da caixa metálica (1) facilita a fácil remoção e substituição de um encaixe de matriz durante as consultas de revisão e (2) assegura o alinhamento e a retenção corretos do conjunto de barra suportado por implante.

Moulding MB, Loney RW e Murphy V (2001)[30] descreveram um método para criar orifícios de acesso aos parafusos de ouro retentivos na prótese processada. Normalmente, a prótese é encerada à volta dos pinos-guia e processada. Após o processamento, os pinos-guia são retirados da prótese acrílica utilizando um alicate ou um punção. Este ato de remover os pinos-guia pode danificar a prótese. No método sugerido, foi inserida uma broca do lado do implante dos cilindros de ouro para criar o orifício de acesso através do acrílico e dos dentes da prótese. Um gabarito foi ajustado ao cilindro de ouro no lado do implante e orientou a preparação do orifício de acesso. Uma vez formado o orifício, este foi alargado com brocas de carboneto a partir da superfície oclusal.

Daovdi MF, Setchell DJ e Searson LJ (2001)[31] efectuaram um estudo para avaliar a precisão de diferentes procedimentos de moldagem de implantes. Foram utilizadas duas técnicas de moldagem: (i) o método de reposicionamento ao nível do implante utilizando uma coifa de moldagem cónica para implantes e (ii) a técnica de moldagem pick-up utilizando uma coifa de moldagem de plástico. Foram utilizados dois materiais de moldagem (1) poliéter e (2) polivinil siloxano. O estudo mostrou que ocorreram maiores variações na posição analógica e erros de rotação suficientemente grandes para serem clinicamente preocupantes na técnica de reposicionamento do que na técnica de moldagem por recolha. Não foram encontradas diferenças significativas entre os dois materiais de moldagem utilizados.

Chaimattayompol N, John Stanescu, Jay Steinberg, Thomas J. e Vergo N (2001)[32] descreveram um novo método de fabrico de um índice para selecionar o pilar definitivo, o desenho da estrutura e o fabrico. Este método de índice vestibular de montagem cruzada depende de uma prótese provisória bem estabelecida que seja boa em termos estéticos, funcionais e de V.D. de oclusão. Este método evita a construção de uma nova prótese provisória para a seleção do pilar e uma segunda preparação para a seleção da estrutura. A outra vantagem deste método é o facto de utilizar um conceito de ponto de referência, mantendo o V.D de oclusão. Reduz o tempo de laboratório e de cadeira.

Cheng AC, e Wee AG (2001)[33] descreveram a utilização de uma concha termoformada como guia para assegurar uma relação espacial correta entre a estrutura metálica, os elementos de retenção, os dentes da prótese e o contorno externo da prótese. Em comparação com outros métodos de indexação, a matriz transparente permite uma inspeção visual direta e uma imagem tridimensional.

Proussaefs P (2002)[34] descreveu um método de utilização de um padrão de cera de diagnóstico com parafusos maxilares. A técnica descrita destina-se a ser utilizada após a cirurgia de segunda fase, quando as fixações podem fornecer retenção e suporte para o padrão de cera. Esta técnica permite que tanto o dentista como o paciente avaliem a estética, a fonética, os contornos e a cleansibilidade da prótese planeada. A matriz de silicone feita no padrão de cera aprovado ajudará a fresar os pilares personalizados para obter o perfil de emergência correto.

Quinlan PE (2002)[35] sugeriu uma dica para evitar o aprisionamento de ar nos canais de acesso aos parafusos. O ar aprisionado, se não for removido, causaria a obliteração do canal de acesso do parafuso e a estrutura seria um desperdício. Para evitar o aprisionamento de ar, sugeriu a utilização de fio dentário com um nó numa extremidade, passando através do canal em padrões de cera antes do revestimento. À medida que o revestimento é preenchido, o fio dentário é puxado para fora para quebrar a tensão superficial. Isto reduz o risco de aprisionamento de ar no interior do molde de cera.

Yen-Chen Ku e Yu-Fu Shen (2002)[36] descreveram um método simples de fabrico de protecções nocturnas para os pilares de sobredentadura de implantes utilizando encaixes ERA. O protetor noturno previne o desconforto do paciente e evita qualquer dano no pilar em pacientes que usam sobredentadura simples e em pacientes com parafunção. O protetor noturno sugerido tinha as patrizes ligadas a ele, de modo a assentarem nos encaixes da sobredentadura, à semelhança da sobredentadura

Cobb GW, Metcalf M, Parsell D e Reeves GW (2003)[37] sugeriu a utilização de estruturas de implantes cimentadas para próteses completas. Discutiu as razões para a falta de adaptação passiva com estruturas aparafusadas. As vantagens da técnica sugerida são (i) é semelhante ao procedimento convencional de FPD, (ii) podem ser efectuados ajustes às superfícies internas da estrutura e (iii) a eliminação dos orifícios de acesso melhora a estética e a oclusão. As desvantagens são (i) a modificação dos pilares para obter uma via de inserção aceitável, (ii) a numeração e a orientação correta do pilar são essenciais, (iii) em pacientes com espaço inter-arcos limitado, é difícil incorporar o pilar, a estrutura e os dentes da prótese sem comprometer a retenção e a forma de resistência e (iv) só pode ser utilizado cimento provisório para facilitar a recuperação da prótese, sendo essencial a remoção meticulosa do excesso de cimento para evitar irritações.

Brosky ME, Korioth TWP, Cir Dent e Hodges J (2003)[38] efectuaram um estudo para estabelecer as propriedades dos comprimentos do cantilever anterior e posterior relativamente à expansão antero-posterior. A correlação entre o afrouxamento do parafuso do implante e as distâncias acima referidas também foi avaliada. Os resultados do estudo não mostraram qualquer correlação entre o comprimento do cantilever anterior mandibular e o afrouxamento do parafuso. O rácio entre o cantilever posterior e a extensão antero-posterior foi significativamente associado ao afrouxamento do parafuso.

Paez CY, Barco T, Roushdy S e Andres C (2003)[39] sugeriram um novo desenho de estrutura para C.D. mandibular aparafusada suportada por implantes. Este método destina-se a evitar o afrouxamento dos parafusos e as tensões e deformações desnecessárias que ocorrem devido à flexão mandibular durante a abertura e a protrusão. Nesta técnica, a estrutura foi dividida na linha média e ambas as peças foram aparafusadas em posição separadamente. O seguimento de dois anos do doente não revelou alterações ósseas à volta das fixações anteriores nem afrouxamento dos parafusos. Assim, este método deve ser considerado para aumentar a longevidade da prótese.

Vigolo P, Majzoub Z e Cordioli G (2003)[40] avaliaram três técnicas de moldagem utilizando poliéter. As técnicas utilizaram (1) coifas de moldagem quadradas não modificadas, (2) coifas de moldagem quadradas unidas por resina acrílica autopolimerizável e (3) coifas de moldagem quadradas abrasadas com partículas transportadas pelo ar e revestidas com adesivo de moldagem. Os moldes foram feitos com pinos de matriz amovíveis a partir da impressão. Após 24 horas, o ajuste do modelo metálico de referência foi verificado em cada molde, tanto visualmente como utilizando um projetor de perfil. Concluiu-se que as técnicas de moldagem, quer o método de esplintagem com resina autopolimerizável, quer a modificação das coifas de moldagem (abrasão por partículas transportadas pelo ar e revestimento adesivo), podem produzir moldes de matriz exactos.

Burns J, Palmer R, Howe L e Wilson R (2003)[41] investigaram a exatidão das moldagens em moldeira aberta utilizando moldes de stock e moldes feitos à medida para efetuar moldagens ao nível do implante. Foi utilizado material de moldagem de poliéter. Os tipos de moldeiras foram (1) moldeiras de policarbonato, (2) moldeiras personalizadas de ajuste apertado utilizando material de molde fotopolimerizável com espaçador de cera de 3 mm e (3) moldeiras personalizadas espaçadas utilizando material de molde fotopolimerizável com espaço de 10 mm. As medições foram efectuadas através da verificação do ajuste das estruturas de referência nos moldes. Os resultados do estudo mostraram que as moldeiras personalizadas produziram impressões mais exactas do que as moldeiras de reserva.

Shor A, Chigurupati K e Goto Y (2003)[42] sugeriram a utilização de resina acrílica polimerizada por luz para o fabrico de índices, em comparação com outros materiais como pedra dentária e silicone que são utilizados para índices. Esta técnica permite a visualização dos contornos da prótese a partir do aspeto frontal. O único problema com a técnica é que não transfere os contornos vestibulares e linguais da prótese.

Takahashi T e Gunne J (2003)[43] efectuaram um estudo para avaliar a precisão do ajuste da estrutura do implante fabricada utilizando o sistema Procera e o sistema de liga de ouro fundido. O sistema Procera é uma nova tecnologia de estudo CAD-CAM para fabricar a estrutura a partir de um bloco de titânio puro. A estrutura obtida é uma estrutura tudo-em-um com elevada biocompatibilidade, pouco fundida e com um ajuste de precisão. O sistema de liga de ouro fundido necessita de uma junta soldada para obter um bom ajuste. Entre os vários métodos de avaliação da adaptação da estrutura, tais como pressão alternada dos dedos, visão direta e sensação tátil, radiografias, teste de um parafuso, teste de resistência do parafuso (meia volta) e meios de revelação, este estudo utilizou meios de revelação para analisar a adaptação. Os resultados do estudo mostraram que as estruturas fabricadas com o sistema procera tinham uma adaptação significativamente melhor do que as estruturas fabricadas com liga de ouro fundido.

Sadig WM (2003)[44] descreveu este método de incorporação dos clips de nylon da barra de Hader na base da dentadura. O método é uma combinação da técnica direta e indireta. Esta técnica é mais vantajosa quando comparada com a técnica direta e indireta. A prótese fabricada por este método tem uma boa adaptação ao rebordo residual. Os clips podem ser facilmente incorporados e substituídos. A superestrutura metálica utilizada permite sempre o posicionamento correto dos clips e proporciona um reforço à prótese.

Hung KH, Chung CY, Cagna DR e Cronin RJ Jr. (2004)[45] compararam a retenção de diferentes sistemas de fixação habitualmente utilizados para a ovedura suportada por implantes. Foi construído um modelo mandibular edêntulo incorporando 2 implantes Branemark paralelos de 4,0 mm x 13 mm colocados nas regiões dos caninos. Os acessórios foram incorporados numa sobredentadura experimental reforçada com metal, concebida para ser deslocada do modelo por uma máquina de ensaios universal. Foi aplicada uma força de deslocação de tração à sobredentadura a uma velocidade de 50 mm/min. Foram construídas cinco sobredentaduras para cada um dos sistemas de fixação. Os acessórios avaliados foram a barra Hader e clip metálico, Locator LR rosa, Locator LR branco, Spheroflex ball, íman Shiner, íman Maxi, íman Magnedisc, ERA branco e ERA cinzento. Concluiu-se que os sistemas de acessórios avaliados podem ser agrupados em caraterísticas de retenção alta (ERA cinzento), média (Locator LR branco, Spheroflex ball, barra Hader e clip metálico, ERA branco), baixa (Locator LR rosa) e muito baixa (íman Shiner, íman Maxi, íman Magnedisc).

Alsabeeha NH, Payne AG e Swain MV (2009)[46] avaliaram a força de retenção ou as caraterísticas de desgaste de diferentes sistemas de fixação, especificamente para overdentures mandibulares de dois implantes, utilizando um desenho protético não displintado. Os artigos forneceram provas de que a maioria dos sistemas de fixação para overdentures mandibulares de dois implantes demonstram uma redução na sua força de retenção em condições in vitro. O desgaste foi inquestionavelmente implicado como o fator etiológico para a perda de retenção; no entanto, os mecanismos específicos envolvidos no processo de desgaste não foram investigados adequadamente. Os resultados aqui apresentados implicam que seria de esperar uma melhor estabilidade para a sobredentadura com os encaixes esféricos em comparação com os magnéticos. Os resultados dos estudos comparativos sobre a força de retenção dos encaixes esféricos e magnéticos identificaram o último como o sistema de encaixe mais fraco.

Kleis WK e Kammerer PW (2010)[47] compararam um sistema de fixação auto-alinhante (LOCATOR) com dois pilares esféricos tradicionais (DAL-RO) e (TG-O- Ring) para duas sobredentaduras retidas por implantes na mandíbula edêntula, em 1 ano de utilização clínica. De 2003 a 2007, 60 pacientes receberam dois implantes Osseotite® TG Standard (BIOMET 3i Implant Innovations, Palm Beach Gardens, FL, EUA) na área intraforaminal da mandíbula desdentada. Os implantes foram deixados sem carga durante 3,5 meses, aleatorizados para três sistemas de fixação diferentes e carregados através de uma sobredentadura mandibular. Vinte e três pacientes receberam um sistema de fixação auto-alinhante (Locator) e 33 pacientes um sistema de fixação esférico (Dal-Ro® [BIOMET 3i Implant Innovations] n = 25; TG-O-Ring® [Cendres & Metaux SA, Biel-Bienne, Suíça] n = 8). Após 12 meses da entrega das sobredentaduras, a situação oral foi avaliada: manutenção protética e complicações biológicas, experiência subjectiva dos pacientes e qualidade de vida relacionada com a saúde oral. A comparação da retenção das sobredentaduras aponta para uma tendência para valores mais elevados no grupo Dal-Ro (média = 1,85) em oposição aos grupos Locator (média = 3,6) e TG-O-Ring (média = 3,3).

Sadr SJ, Saboury A, Hadi A e Mahshid M (2012)[48] compararam o efeito de diferentes localizações de implantes (ABDE,6AE6,6BD6) na retenção e estabilidade da sobredentadura suportada por implantes mandibulares com encaixes esféricos. Foi fabricado um modelo em resina acrílica de uma mandíbula edêntula com seis implantes na localização do primeiro molar, primeiro pré-molar e entre o incisivo lateral e o canino do lado esquerdo e direito. Foi fabricada uma sobredentadura metálica adaptada com precisão ao modelo e fixada a uma máquina de ensaios universal (velocidade da cruzeta de 51 mm/min). Os encaixes das esferas foram aparafusados em três padrões diferentes. As esferas foram aparafusadas primeiro na posição ABDE, depois na posição 6AE6 e, finalmente, na posição 6BD6. Foram aplicadas forças de tração de deslocação em três direcções: vertical, oblíqua e anterior-posterior para cada amostra. Os resultados do estudo mostraram que a retenção da sobredentadura na posição de implante 6BD6 e a estabilidade lateral da sobredentadura na posição de implante 6AE6 contra a força oblíqua foram as mais elevadas. Por outro lado, a quantidade de estabilidade lateral da sobredentadura contra a força anteroposterior foi a mais elevada na posição de implante 6BD6. Este estudo também demonstrou que quanto mais posterior for a localização do implante distal, maior será a retenção e a estabilidade.

Scherer MD, Glumphy EAM e Seghi RR (2013)[49] investigaram o efeito da distribuição e do número de implantes na retenção e estabilidade de uma prótese simulada utilizando diferentes tipos de sistemas de fixação. O estudo concluiu que o efeito da distribuição, do número e da posição dos implantes é significativo na prótese de sobredentadura e que a resistência às forças de deslocação verticais, oblíquas e anteroposteriores de uma prótese de sobredentadura simulada aumentou com implantes adicionais amplamente distribuídos. Além disso, quatro implantes estreitamente espaçados na bola e no localizador apresentam forças de deslocação médias mais elevadas do que os implantes amplamente colocados. O encaixe esférico apresentou a maior retenção e estabilidade entre os encaixes ERA, O-ring e localizador.

Tabatabian F, Saboury A, Sobhani ZS e Petropoulos VC (2014)[50] avaliaram o efeito da distância inter-implante na retenção e resistência da sobredentadura mandibular implanto-suportada. Foram inseridos três pares de implantes com 4 mm de diâmetro e 12 mm de comprimento, com distâncias inter-implantares de 10, 25 e 35 milímetros e nas localizações aproximadas dos laterais, caninos e primeiros pré-molares, posicionados como A, B e C, respetivamente. Com base nos resultados deste estudo, a colocação de implantes com uma maior distância inter-implantes pode ser vantajosa para aumentar a resistência contra as forças funcionais antero-posteriores.

El-Anwar MI, El-Taftazany EA, Hamed HA e Abdelhay MA (2017)[51] compararam as tensões geradas pela utilização de dois ou quatro implantes dentários em forma de raiz que suportam sobredentaduras mandibulares retidas com encaixes esféricos e localizadores. O resultado mostrou que o encaixe do localizador apresentou menos valores de tensão de von mises do que o encaixe da bola com condições de carga verticais e oblíquas no complexo do pilar do implante, apoiando o osso alveolar e as tampas resilientes. Concluiu-se que os encaixes do localizador podem fornecer um sistema de encaixe adequado quando são utilizados dois implantes para suportar uma sobredentadura, em comparação com os encaixes esféricos e de encaixe.

Oda K, Kanazawa M, Takeshita S e Minakuchi S. (2017)[52] estudaram a influência do número de implantes nos movimentos mandibulares de IOD. Foram preparadas três posições de implantes: linha média anterior (1-IOD), regiões de incisivos laterais bilaterais (2-IOD) e linha média anterior e regiões de caninos bilaterais (3-IOD). Concluiu-se que a sobredentadura de 2 implantes apresenta uma rotação mais fácil em comparação com a ancoragem de 1 e 3 implantes para IOD e os movimentos horizontais são menores do que os verticais e o movimento ocorre mais na região anterior do que na região posterior.

Reyhane Salehi,a Sayed Shojaedin Shayegh, MSc,b William M. Johnston, e Seyed Mohammad Reza Hakimaneh (2019)[53] Avaliámos o comportamento de retenção a longo prazo de attachments de sobredentadura. A distância interimplantar (DII) pode afetar a retenção destes acessórios, pelo que o estudo foi realizado para avaliar os efeitos da DII e do deslocamento cíclico na retenção dos acessórios Locator e Ball. Estes encaixes foram ligados a análogos de implantes correspondentes e caixas metálicas foram ligadas a cada encaixe. Foram fabricados 36 pares de blocos de resina acrílica para 3 IIDs e 2 attachments (n=6). Como resultado, a retenção inicial dos attachments Locator foi significativamente superior à dos attachments Ball com IIDs de 23 e 29 mm, mas não se registou qualquer diferença significativa com o IID de 19 mm. Após 1440 ciclos, a retenção foi estatisticamente semelhante à do IID de 23 mm, mas foi significativamente mais elevada para os acessórios esféricos com IIDs de 19 e 29 mm.

Moustafa Abdou, ELsyad, Radwa, Mk Emera e Abdullah Mohamed Ibrahim (2019)[54] efectuaram um estudo para avaliar a influência da inclinação labial do implante na retenção e estabilidade de diferentes encaixes de pinos resilientes para sobredentaduras de implantes mandibulares. Foram fabricados quatro modelos idênticos de resina acrílica para mandíbulas edêntulas. Para cada modelo, foram inseridos dois implantes nas áreas dos caninos com diferentes graus de inclinação labial: 0, 10, 20 e 30 graus. Foram fabricadas quatro sobredentaduras experimentais sobre os modelos e ajustadas aos implantes utilizando encaixes de pinos resilientes. As forças de deslocação verticais (retenção) e oblíquas (estabilidade) (lateral, anterior e posterior) foram avaliadas inicialmente (retenção inicial) e após a inserção e remoção da sobredentadura (retenção final). Os valores mais elevados de estabilidade e retenção foram registados com inserções regulares leves e médias, e os valores mais baixos foram registados com inserções regulares extra-leves.

Cleber Davi Del Rei Daltro Rosa, Rafaella de Souza Leão, Cátia Maria Fonseca Guerra e Eduardo Piza Pellizze (2021)55 compararam a satisfação dos pacientes com sistemas de fixação de sobredentaduras do tipo bola com outros sistemas de fixação A avaliação do risco de viés foi realizada utilizando a ferramenta de risco de viés da Cochrane. Resultados: Após a pesquisa nas bases de dados, foram selecionados sete artigos de um total de 2583. Foram colocados 312 implantes em 139 pacientes, com uma idade média de 65,9 anos. Não foram encontradas diferenças entre os sistemas de fixação com bola e os outros sistemas, no que respeita à satisfação dos pacientes. A meta-análise não revelou qualquer diferença estatisticamente significativa entre os sistemas de bola e os outros sistemas e concluiu que o sistema do tipo bola era estatisticamente superior apenas ao sistema magnético.

Priyanka Vaibhav Sutariya, Hitendra Mohanlal Shah, Surbhi Dipakbhai Patel, Hemil Hitesh Upadhyayand Mansoorkhan Rafikahmed Pathan_(2021)56 realizaram um estudo sobre a sobredentadura suportada por implantes mandibulares e a seleção óptima dos sistemas de fixação pode ser concluída a partir da presente revisão que a fixação por barra proporcionou a retenção mais superior. O sistema de fixação telescópica não só mostrou a satisfação mais favorável do paciente, como também registou as menores alterações da mucosa peri-implantar. O sistema de fixação com bola é uma escolha favorável para espaços inter-arcos limitados e colocação de implantes paralelos

Nimmi Gupta, Rajesh Bansal e Neeteesh K Shukla (2022)57 tinham como objetivo comparar o sistema de encaixe esférico e o sistema de encaixe localizador com base no desempenho clínico e biomecânico da sobredentadura suportada por implantes, bem como nos resultados biológicos e relacionados com o doente. O sistema de encaixe localizador apresenta menos complicações, incluindo perda de retenção e menos consultas de manutenção, menos tecido mole e complicações periodontais do que o encaixe esférico. A bola é melhor em termos de relação custo-eficácia. Noutros resultados relacionados, não se registaram diferenças significativas entre o acessório com bola e o acessório com localizador.

BharatMirchandani , TingZhou , ArtakHeboyan , Sirasa Yodmongkoland Borvornwut Buranawat (2021)58 efectuou uma revisão sobre os aspectos biomecânicos e biomoleculares de vários attachments para sobredentaduras de implantes. O estudo centrou-se no seguinte: sistemas de encaixe, retenção de vários encaixes, distribuição de tensão com diferentes encaixes, design e fabrico de encaixes, técnicas digitais em encaixes de sobredentadura e os efeitos dos encaixes na saúde peri-implantar. Verificou-se que a resina plástica é normalmente utilizada para os encaixes de bola e barra, enquanto a resina de nylon é normalmente utilizada nos encaixes de localizador. Concluiu-se que os sistemas de bola e localizador apresentam a melhor resposta, taxa de sobrevivência e satisfação do doente. Os sistemas de sobredentadura devido ao seu tecido superior.

Gupta N, Bansal R e Shukla NK (2023)59 examinaram o impacto dos sistemas de fixação de sobredentaduras suportadas por implantes com base em resultados clínicos e bioquímicos. Foi encontrado um total de 183 localizadores e 219 encaixes de bola em 452 pessoas com idades compreendidas entre os 30 e os 95 anos dos 11 estudos que puderam ser recuperados. Os resultados da investigação incluíram informações sobre os seguintes tópicos: o perfil de impacto na saúde oral, parâmetros dos tecidos moles e complicações periodontais, perda óssea marginal, resultados relacionados com o paciente, custo dos sistemas de encaixe e manutenção protética (substituição ou ativação da matriz e da parte da matriz, perda de retenção, fratura e recolocação da prótese, fratura do encaixe e probabilidade de sobrevivência). Seis estudos foram avaliados com um risco de viés moderado a elevado, enquanto apenas cinco foram avaliados com um risco baixo. O estudo concluiu que, em comparação com o encaixe em bola, o método de encaixe localizador apresenta menos problemas de perda de tecidos moles, periodontais e de retenção, bem como menos sessões de manutenção. O acessório bola oferece uma melhor relação custo-eficácia quando comparado com o localizador.

5 HISTÓRIA, EXAME E PLANEAMENTO DO TRATAMENTO

HISTORIAL MÉDICO

Para identificar problemas médicos que possam impedir a colocação de implantes. Se existir um problema, é necessário consultar o médico antes de prosseguir.

HISTÓRIA DENTÁRIA E EXAME ORAL

É a parte mais importante na avaliação do tratamento com implantes. A história dentária deve incluir as extracções, o motivo das extracções e também o tempo decorrido após a extração. O exame oral deve incluir

1. Avaliação do estado dos tecidos moles quanto à saúde do periodonto, patologia, localização da mucosa alveolar e anexa e redundâncias
2. Avaliação dos restantes dentes quanto a cáries, posições relativas, mobilidade, índice de placa e presença de cálculo.
3. Avaliação da área edêntula quanto a rebaixamento, patologia e tamanho e forma do osso residual.
4. Avaliação da oclusão atual quanto a interferências, desgaste oclusal, prematuridade, sensibilidade muscular associada, amplitude de movimento mandibular limitada
5. Avaliação das perturbações da articulação temperomandibular
6. Avaliação de hábitos parafuncionais como o bruxismo.

ELENCOS DE ESTUDO

Os modelos de estudo, a transferência do arco facial e o registo oclusal são essenciais para o planeamento do tratamento. Isto é necessário para

1. Estudar o osso remanescente e avaliar a relação maxilo-mandibular 2. O enceramento de diagnóstico pode ser efectuado em modelos de estudo.
3. A colocação do acessório proposto pode ser verificada quanto ao alinhamento, direção, localização e relação adequados com a dentição restante.
4. O enceramento de diagnóstico, depois de verificada a estética e a fala, pode ser utilizado para fazer modelos de resina cirúrgica.

CONHECIMENTO DAS LIMITAÇÕES ANATÓMICAS

É necessário conhecer a natureza da qualidade e quantidade de osso na área e as estruturas limitadoras. A quantidade e a qualidade do osso influenciam a taxa de sucesso; as taxas de sucesso maxilar são mais baixas devido à qualidade do osso. As estruturas anatómicas adjacentes influenciam o comprimento e o tamanho do implante. Na maxila, a cavidade nasal, o seio maxilar e o feixe de nervos do canal incisivo interferem com a colocação do implante. Na mandíbula, o nervo alveolar inferior e o nervo mental são a nossa preocupação.

Na região anterior do maxilar

Quando a reabsorção é grave, a disponibilidade óssea fica limitada às áreas caninas, entre a parede lateral da parede nasal e a parede medial do seio. Esta área pode receber acessórios longos de até 15 mm posicionados à direita e à esquerda da cavidade nasal. Quando apenas dois acessórios podem ser colocados, o paciente pode receber tratamento de sobredentadura. Quando existe osso suficiente, podem ser colocados seis acessórios para suportar uma prótese totalmente ancorada no osso.

Na região posterior do maxilar

Os implantes raramente são colocados devido ao padrão de reabsorção, à proximidade do seio e à qualidade do osso. Na área dos pré-molares, o osso é espesso e esponjoso e permite a colocação de implantes entre as paredes lateral e inferior do seio. A abóbada palatina que é profunda apresentará osso adequado mesmo após a reabsorção do que a abóbada palatina baixa. A combinação de abóbada palatina baixa e reabsorção grave dificulta a colocação do implante.

Na região anterior da mandíbula

A região entre os forames mentais é adequada para a colocação de quatro a seis implantes. É necessário um mínimo de 7 mm desde o bordo inferior até à crista da crista para um comprimento de fixação adequado. Durante a cirurgia, deve ter-se o cuidado de dissecar o forame mental e as estruturas associadas.

Na região posterior da mandíbula

A presença do canal alveolar inferior dificulta a colocação do implante. Para garantir a segurança, deve haver um espaço mínimo de um milímetro entre o ápice do fixador e o canal alveolar inferior.

EXAME RADIOGRÁFICO

Ajudam a determinar a quantidade e a qualidade do osso residual. As radiografias necessárias são a periapical, a oclusal, a ortopantomográfica e a cefalométrica. A anatomia óssea dos maxilares e as anomalias do tecido ósseo podem ser observadas com as radiografias e ajudam a contornar os problemas. A desvantagem que deve ser considerada na utilização da radiografia é a sua distorção.

FABRICO DE TALAS RADIOGRÁFICAS

A tala de resina pode ser feita a partir de um duplicado da prótese existente do doente ou fabricada a partir de moldes de diagnóstico. Esta pode servir como dispositivo de medição radiográfica, quando lhe são fixados marcadores. Posteriormente, pode ser convertido num guia cirúrgico para orientar a colocação do implante.

AVALIAÇÃO ÓSSEA ADICIONAL

Os tomogramas computorizados são eficazes, especialmente na colocação de dispositivos nos segmentos posteriores de um paciente parcialmente edêntulo difícil. Revelam a vista em corte transversal do osso maxilar, o que é útil para posicionar as fixações do implante por via vestíbulo-lingual.

DESENVOLVIMENTO DO PLANO DE TRATAMENTO

Com base nos requisitos, no exame e na avaliação cuidadosa da condição, deve ser elaborado um plano de tratamento. Este inclui o tipo de prótese, o número de implantes a colocar e o tipo de implante a utilizar.

Tratamento de pacientes edêntulos

Um paciente edêntulo pode ter um dos dois tipos de prótese, suportada por implantes osseointegrados. O primeiro tipo de prótese é a prótese totalmente ancorada no osso e o segundo tipo é uma sobredentadura. No planeamento do tratamento para pacientes edêntulos, podemos ter de utilizar quatro a seis fixações ou duas fixações para próteses totalmente ancoradas no osso e sobre próteses, respetivamente.

FASE CIRÚRGICA

Esta consiste em duas fases. Na primeira fase da cirurgia, os acessórios são instalados, os parafusos de cobertura são colocados e o retalho é fechado. Se necessário, devem ser efectuados procedimentos de aumento ósseo. Após a colocação dos acessórios, aguardar um período de cicatrização de três meses na mandíbula e de seis meses na maxila. Quando a qualidade do osso é fraca, deve ser concedido um período de cicatrização adicional. Após o período de cicatrização, deve ser efectuada uma radiografia para confirmar a ancoragem óssea direta. Em seguida, os pilares são ligados na segunda fase da cirurgia. Aguardar um período de uma a duas semanas para a cicatrização correta da ferida.

6 DISCUSSÃO

GESTÃO DE PACIENTES COMPLETAMENTE DESDENTADOS

Os pacientes completamente desdentados podem ser tratados com uma prótese totalmente ancorada no osso ou com uma sobredentadura.

PRÓTESE TOTALMENTE ANCORADA NO OSSO

A prótese totalmente ancorada no osso é ligada a estruturas de suporte através dos componentes transmucosos, os pilares, tanto na maxila como na mandíbula. Esta prótese é independente do suporte dos tecidos moles e a carga é transmitida diretamente aos suportes dos implantes pelos pilares.

Para obter um suporte adequado para a prótese, são necessários, no mínimo, 4-6 suportes. Idealmente, podem ser colocadas fixações com 15 mm de comprimento ou até mais, se existir osso suficiente. A norma para a seleção do comprimento e do número de fixações é

Mais de15mm-4fixtures
10-15mm-5fixtures
7-10mm-6fixtures

Se a densidade e a qualidade dos ossos forem fracas, aumentar o número de aparelhos.

Na maxila, a taxa de sucesso é inferior à da mandíbula devido às diferentes densidades ósseas. O número de fixações colocadas na mandíbula depende da quantidade de osso disponível entre os forames mentais.

SOBREDENTES

Quando se planeia o tratamento de uma sobredentadura, são necessários, no mínimo, 2 suportes para o apoio. As próteses sobredentárias são fixadas às estruturas de suporte utilizando vários conectores ou acessórios. Estes acessórios normalmente não alteram os resultados estéticos.

Podem ser utilizadas em doentes com pouca qualidade e quantidade de osso e para obter apoio dos tecidos moles. A outra vantagem da sobredentadura é a facilidade de manutenção da higiene oral.

CONDIÇÃO COMPLETAMENTE DESDENTADA

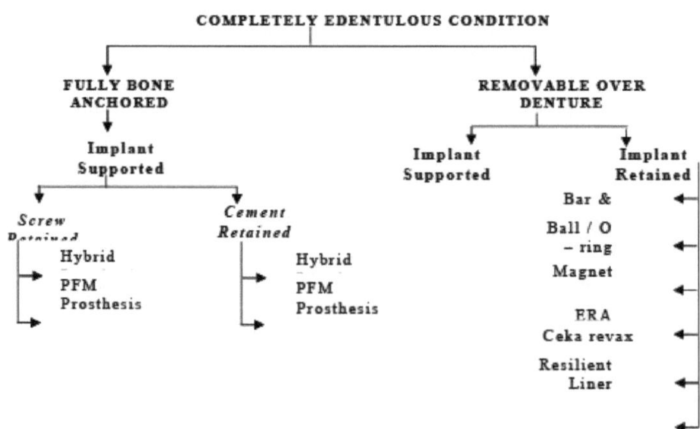

A prótese híbrida é uma prótese em que o acrílico e a dentadura os dentes são adicionados a uma superestrutura metálica.

A prótese de porcelana fundida com metal é uma restauração fixa que utiliza uma subestrutura metálica sobre a qual é fundida uma faceta de cerâmica.

PRÓTESE COMPLETA TOTALMENTE ANCORADA NO OSSO

A prótese de dentadura completa totalmente ancorada no osso pode ser uma prótese aparafusada ou cimentada.

PRÓTESE APARAFUSADA[3]

Esta prótese fixa é fabricada sobre uma estrutura de metal fundido com orifícios de acesso através da parte acrílica. A prótese acabada é aparafusada na posição correta com parafusos de ouro.

Vantagens

1. Retenção de baixo perfil - O sistema aparafusado é mais resistente às forças e proporciona uma retenção adequada mesmo nos casos em que a altura do pilar é inferior a 5 mm. A altura mais baixa da superestrutura permite uma colocação fácil dos dentes da prótese e proporciona um volume adequado para a prótese acrílica, enquanto o sistema cimentado necessita de um componente vertical de, pelo menos, 5 mm para proporcionar retenção e forma de resistência.
2. Menos momentos de força - Durante o movimento da prótese, tal como acontece nas próteses suportadas por implantes e tecidos moles, a força do momento é reduzida pelos travões de tensão. Isto diminui as cargas laterais no corpo do implante.
3. Ausência de resíduos de cimento - O excesso de cimento na fenda gengival pode ser um local de acumulação de placa, resultando em irritação e inflamação do tecido circundante. Este problema pode ser evitado com a utilização de um sistema aparafusado.

Desvantagens

1. Fundição passiva - É muito difícil conseguir uma adaptação verdadeiramente passiva da prótese aparafusada. Podem ocorrer alterações dimensionais durante todas as fases de fabrico da estrutura. A moldagem não passiva resultará em perda da crista óssea, fratura do componente do implante, restaurações não retidas e mobilidade do implante.
2. Carga axial e estética - Os orifícios de acesso seriam colocados na superfície oclusal dos posteriores, ocupando quase 50% da área funcional. A carga axial ao longo do eixo longo do implante carregaria o parafuso oclusal. A prótese aparafusada terá de ser posicionada facialmente ao implante, resultando num perfil de emergência incorreto.
3. Fadiga - Quando em funcionamento durante um longo período de tempo, resulta na falha por fadiga dos componentes do parafuso, resultando em fratura ou afrouxamento do parafuso.
4. Custo e tempo - Requer componentes laboratoriais adicionais, como transferências de impressão, análogos, coifas e parafusos.

PRÓTESE RETIDA POR CIMENTO [1,4]

Neste tipo, a prótese é cimentada nos pilares com cimento provisório. Com esta técnica é possível obter um ajuste passivo da prótese nos pilares.

Vantagens

1. É possível obter um ajuste passivo perfeito da estrutura.
2. O procedimento é semelhante ao procedimento FPD convencional.
3. A correção da estrutura pode ser feita por retificação interna. Desta forma, evitam-se procedimentos como a soldadura e a fundição para corrigir o mau ajuste.
4. Os orifícios de acesso são eliminados, resultando numa estética e oclusão muito boas.
5. A cimentação provisória com cimento permite uma fácil remoção da prótese.

Desvantagens

Embora a técnica pareça ser fácil e vantajosa, tem algumas desvantagens como

1. É obrigatório selecionar e modificar corretamente os pilares através de fresagem.
2. Angulações do implante superiores a 15^0 necessitarão de um pilar angulado ou de um pilar fundível para obter uma trajetória de inserção aceitável.
3. É imperativo utilizar uma numeração ou outros métodos para fazer corresponder o pilar com o acessório de implante correto.
4. Em pacientes com espaço inter-arcos limitado - uma altura inadequada dos pilares afectaria a retenção e a forma de resistência ou causaria uma espessura deficiente da estrutura ou um espaço insuficiente para colocar os dentes da prótese.
5. A falha do cimento provisório resultaria numa prótese solta.
6. O excesso de cimento deixado no sulco resultaria no aumento da retenção de placa e na inflamação dos tecidos.

OUTROS MODELOS DE PRÓTESES APARAFUSADAS

1. Prótese implanto-suportada de estrutura dividida[6]

A flexão mandibular ocorre em torno da sínfise durante a abertura e a protrusão devido à ação de tração dos músculos pterigóides laterais. Esta flexão provoca um movimento sagital (movimento lingual) dos segmentos posteriores, quando a boca está aberta. A impressão feita nesta posição aberta registará os segmentos posteriores numa posição lingual do que na sua posição de repouso.

A estrutura e a prótese fabricadas nesta posição aberta mostrarão alterações na posição vestibulolingual, afectando o ajuste e a oclusão da prótese. Isto resultaria em tensões desnecessárias para a estrutura e para o osso que envolve o acessório. Esta flexão mandibular pode ser compensada através da utilização de uma estrutura dividida. A divisão ou fratura da estrutura metálica na linha média evitará a soldadura múltipla da estrutura metálica, o afrouxamento dos parafusos e a perda óssea em redor dos implantes mais mediais.

2. Superestrutura de duas peças[2]

Este método é utilizado para ultrapassar os problemas decorrentes da colocação incorrecta do implante, resultando numa prótese esteticamente comprometida. Este desenho só pode ser utilizado se existir estabilidade suficiente do implante e um espaço interarcos mínimo de 17 mm.

A superestrutura é fabricada em 2 peças. A primeira secção encaixa nos suportes dos implantes e as réplicas dos pilares são fixadas na região posterior. Pode ser aparafusada em posição nos suportes. A segunda secção pode ser fixada à primeira secção através de uma fixação de precisão e contém a resina acrílica e os dentes da prótese.

COMPRIMENTO DO CANTILEVER[5]

Ao projetar a estrutura mandibular, a parte mais importante a ser considerada é a posição do cantilever, porque a anatomia da mandíbula permite a colocação de implantes mandibulares apenas na região intraforame. Isto resulta na necessidade de um cantilever posterior para restaurar as arcadas completamente desdentadas.

O comprimento do cantilever posterior depende da expansão antero-posterior. Recomenda-se que o comprimento do cantilever posterior mandibular para uma prótese fixa destacável com 5 implantes seja 1,5 vezes o comprimento da expansão antero-posterior. Alguns sugeriram que um rácio entre o comprimento do cantilever e a extensão anteroposterior de 2:1 era demasiado elevado para 6 implantes. O desenho clássico de Branemark para a prótese cantilever consistia em colocar 4 a 6 implantes intraforaminalmente e cantilever 2 a 3 pré-molares bilateralmente para obter uma oclusão posterior. Vários estudos efectuados sugeriram comprimentos de cantilever posterior mandibular inferiores a 25 mm, 15 a 20 mm ou não superiores a 20 mm.

6.1 PRÓTESES COMPLETAS FIXAS APARAFUSADAS

A construção de próteses completas fixas aparafusadas consiste em muitas fases. Iremos discuti-las de acordo com as fases clínicas e as fases laboratoriais correspondentes.

6.1.1 PRIMEIRA VISITA CLÍNICA

Impressões preliminares

Remover as tampas de cicatrização enxaguar corretamente

φ

Ligar as coifas de impressão cónicas aos cilindros do pilar

φ

Selecionar o tabuleiro de stock dentário e modificar se necessário

φ

Fazer impressões com alginato

φ

Desinfetar a impressão

É efectuada uma impressão preliminar para fazer um molde de estudo e, em seguida, o molde de estudo é utilizado para fabricar uma moldeira especial para fazer a impressão principal. Antes de efetuar a impressão, as tampas de cicatrização são removidas e as coifas de impressão cónicas são ligadas aos cilindros do pilar. Selecione uma moldeira dentária que possa acomodar as coifas de impressão para fazer a impressão. Se necessário, a moldeira pode ser modificada utilizando um composto de moldagem. Efetuar uma impressão com material de alginato (hidrocolóide irreversível). Retirar a impressão da boca.

Controlo de infecções cruzadas[14, 15]

A desinfeção da impressão é muito importante para evitar a transmissão de infecções do doente para o pessoal do laboratório. Ao mesmo tempo, o trabalho efectuado no laboratório deve ser desinfectado para evitar a transmissão de organismos do laboratório para o doente. A primeira fase da desinfeção consiste em enxaguar cuidadosamente a superfície da impressão para remover a contaminação grosseira com sangue ou saliva.

Desinfeção

A seleção do desinfetante depende do material de impressão utilizado.

1. Os hidrocolóides e os poliéteres podem absorver ou perder água em condições inadequadas e
2. A qualidade da superfície do material de gesso pode ser afetada pelo desinfetante.

Solução de hipocloreto de sódio - As impressões podem ser desinfectadas por imersão em hipocloreto de sódio contendo 10.000 ppm de cloro disponível durante 10 minutos. Este tempo de imersão é suficiente para inativar a maioria dos microrganismos orais, incluindo o VIH e o VHB, evitando ao mesmo tempo a distorção da impressão. Depois de lavar a superfície de moldagem, o modelo deve ser vertido imediatamente. Para este efeito, pode ser utilizada lixívia doméstica diluída na proporção de 1:5 ou 1:10. Deve ser guardada em recipientes herméticos e mudada todos os dias para manter as suas propriedades de desinfeção.

Podem também ser utilizadas soluções de **glutaraldeído** e **de dicloroisocianato de sódio**. Estas soluções também apresentam riscos para a saúde e segurança quando comparadas com o hipoclorito de sódio.

O peroximonosulfato de sódio a 2% é considerado eficaz contra bactérias, fungos e vírus. É mais estável do que o hipoclorito e pode ser utilizado com todos os materiais de impressão, exceto os hidrocolóides reversíveis.

1. Impressão preliminar

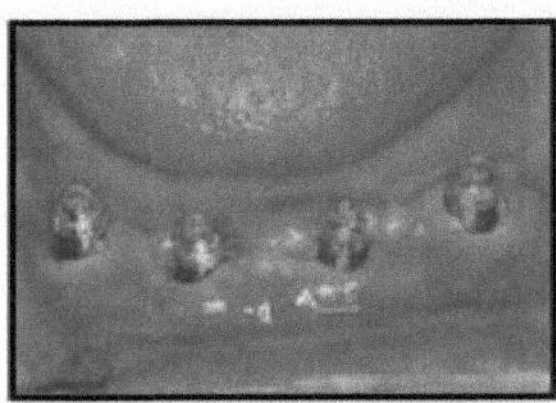

Fig. 1. Approximately 2 weeks after the second surgery, make preliminary impression.

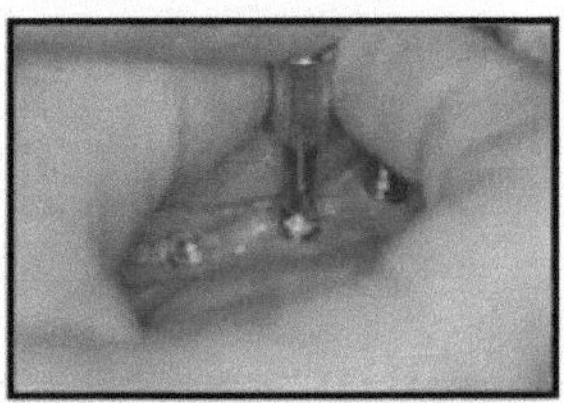

Fig. 2. Remove the healing caps with internal hexagon screwdriver.

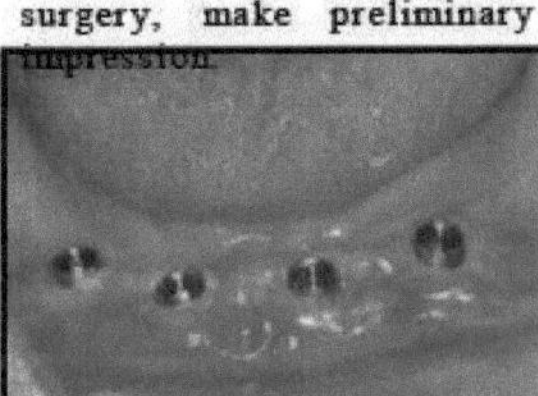

Fig. 3. Rinse of debris and clean the area around the abutments.

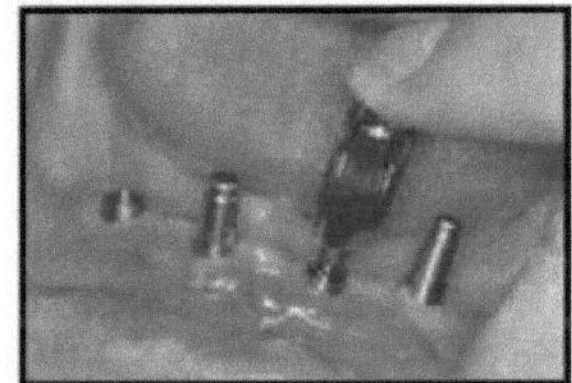

Fig. 4. Place the tapered impression coping using frictional fit screwdriver.

Fig. 1. Cerca de 2 semanas após a segunda cirurgia, efetuar uma

Fig. 2. Retirar as tampas de cura com uma chave de fendas hexagonal interna.

Fig. 3. Enxaguar **a Fig. 4.** Colocar a coifa de impressão cónica utilizando uma chave de parafusos de encaixe por fricção.

os detritos e limpar a área em redor dos pilares.

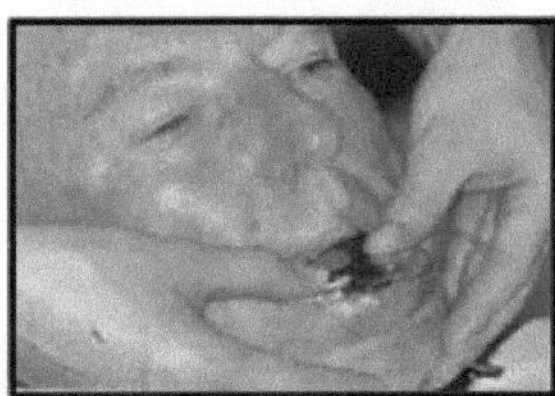

Fig. 5. Make an alginate impression.

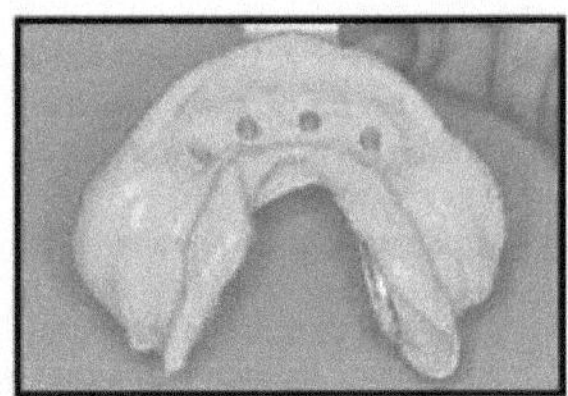

Fig. 6. Evaluate the impression.

Fig. 5. Fazer uma impressão de alginato.

Fig. 6. Avaliar a impressão.

Courtesy : *Procedimentos laboratoriais de implantes: Um Guia Passo-a-Passo A* John Wiley & Sons, Inc., Publicação

FASE LABORATORIAL

6.1.1.a vazamento do molde preliminar

Desenroscar a coifa de impressão cónica da boca

Fixar a réplica do pilar em latão

↓

Colocar a unidade na posição de impressão

Verter um molde com pedra dentária

Desaperte as coifas cónicas e ligue a réplica do pilar de latão às mesmas. Coloque esta coifa e a réplica do pilar de latão na impressão. Faça um molde com gesso dentário. Depois de o gesso ter atingido a presa final, o molde pode ser removido da impressão. O molde conterá as coifas ligadas às réplicas que estão embutidas no gesso.

6.1.1.b FABRICAÇÃO DE BANDEJAS PERSONALIZADAS

Retirar a coifa de impressão cónica

↓

Ligar a coifa de impressão quadrada com pinos de guia

↓

Construir um tabuleiro personalizado com orifício/janela para acomodar os pinos-guia. A moldeira personalizada não precisa de ter orifícios/janela se também forem utilizadas coifas de impressão cónicas para a impressão final.

Remova as coifas de impressão cónicas e ligue as coifas de impressão quadradas às réplicas do pilar. Uma vez que as coifas de impressão quadradas são ligadas ao dispositivo de implante durante a realização da impressão principal. São utilizados pinos-guia (10,0, 15,0, 20,0 mm) para as ligar à réplica de latão. A seleção do pino-guia depende do espaço disponível entre as arcadas. Em seguida, é construída uma moldeira personalizada para efetuar a impressão principal.

O tabuleiro personalizado deve ser rígido. Pode ser feita com resina autopolimerizável ou material de moldeira curável por luz visível[13] . A moldeira personalizada pode ter uma janela oclusal para aceder aos pilares ou orifícios para acomodar os pinos-guia. Se as coifas de impressão cónicas também forem utilizadas para a impressão principal, a moldeira personalizada não precisa de ter uma janela oclusal.

Métodos de fabrico

Método - 1 :

Bandeja personalizada com orifícios para pinos-guia - depois de todos os copings quadrados serem fixados à réplica do pilar utilizando pinos-guia em posição. A cera da placa de base é utilizada em duas folhas de espessura para envolver os pinos-guia, mantendo uma espessura uniforme. As cabeças dos pinos-guia devem ser deixadas à vista. Aplicar os suportes de separação sobre o molde. Misturar o material do tabuleiro de resina autopolimerizável e adaptar o material na fase de massa. Deixar as cabeças dos pinos-guia expostas. Quando o material estiver endurecido, alargar os orifícios até 5 mm de diâmetro e terminar as bordas ásperas e afiadas do tabuleiro.

Método - 2:

O fabrico da moldeira personalizada com janela oclusal é igual ao anterior, mas aqui os orifícios são ligados entre si para formar uma janela.

Método - 3:

O tabuleiro personalizado sem orifícios/janela utilizado para o coping cónico terá uma espessura uniforme de espaçador à volta dos pinos de guia.

6.1.2 SEGUNDA VISITA CLÍNICA

Impressão final

Remover as tampas de cicatrização, enxaguar e limpar os pilares

↓

Verificar o ajuste dos pilares com métodos clínicos/radiográficos

↓

Fixar a coifa de impressão quadrada

Fazer a impressão final utilizando poliéter ou silicone de adição

Desinfetar a impressão

2. Verter o gesso preliminar

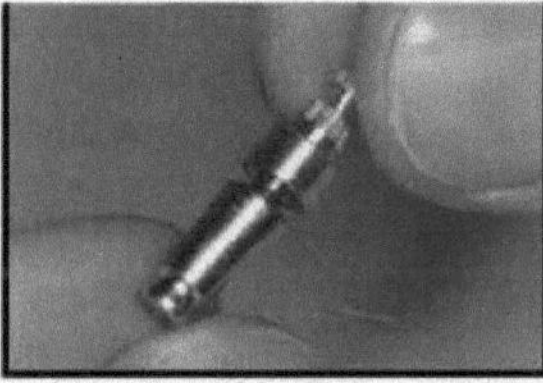

Fig. 7. Connect abutment replica to each tapered impression coping.

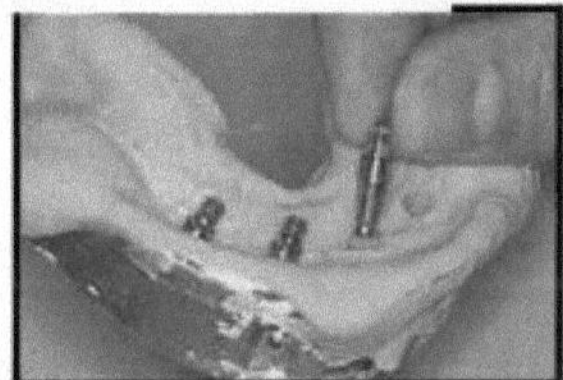

Fig. 8. Slip each replica-coping unit into the impression.

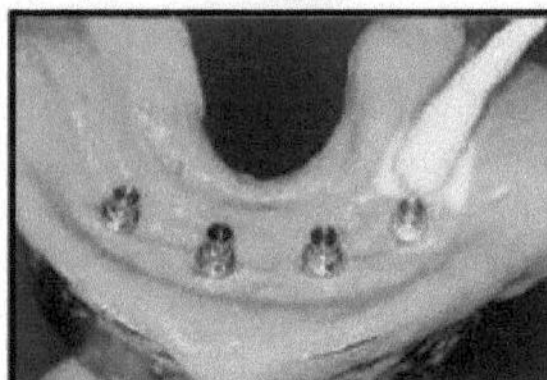

Fig. 9. Pour the impression with stone.

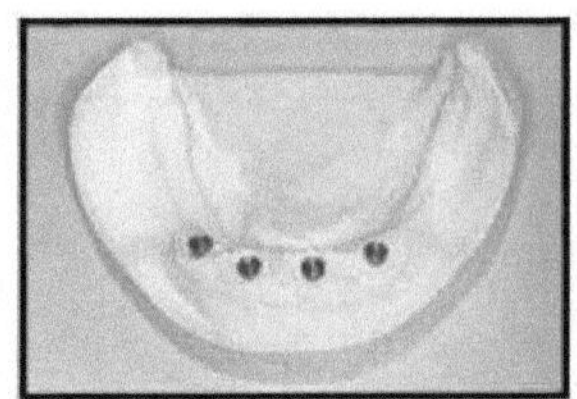

Fig. 10. Completed diagnostic cast.

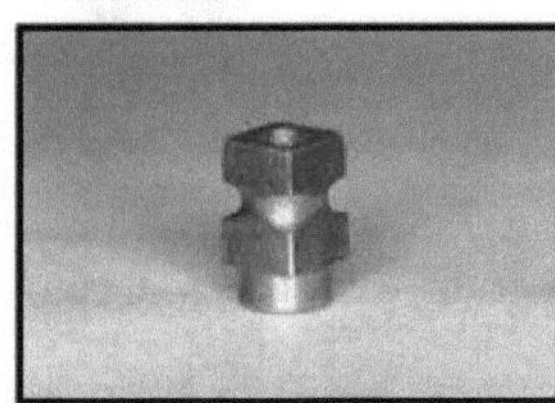

Fig. 11. Square impression coping

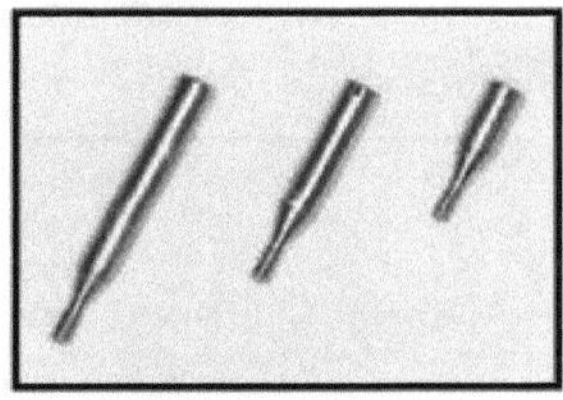

Fig. 12. Guide Pins. From left to right 20mm, 15mm, 10mm long pins.

Fig. 7. Conecte a réplica do pilar a cada coifa de impressão cónica.

Fig. 8. Colocar cada unidade de réplica na impressão.

Fig. 9. Verter a impressão com pedra.

Fig. 10. Molde gnóstico de diâmetro completo.

2. Vazamento do molde preliminar

Fig. 11. Capeamento de impressão quadrada

Fig. 12. Pinos-guia.

Da esquerda para a direita, pinos de 20 mm, 15 mm e 10 mm de comprimento.

3. Fabrico de tabuleiros personalizados

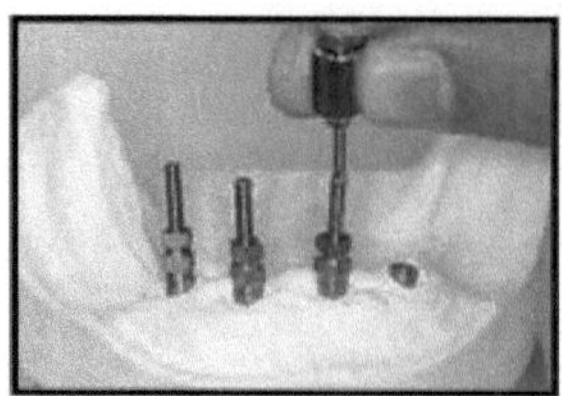

Fig. 13. Connect square impression coping with medium or long guide pins.

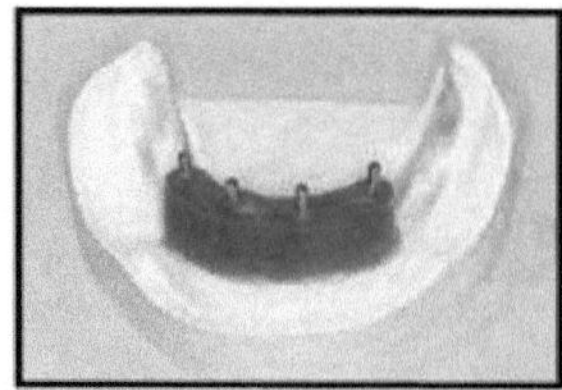

Fig. 14. Block out the impression copings with wax exposing the heads of guide pins.

Fig. 13. Ligar a coifa de impressão quadrada com pinos-guia médios ou longos.

Fig. 14. Bloquear as coifas de impressão com cera, expondo as cabeças dos pinos-guia.

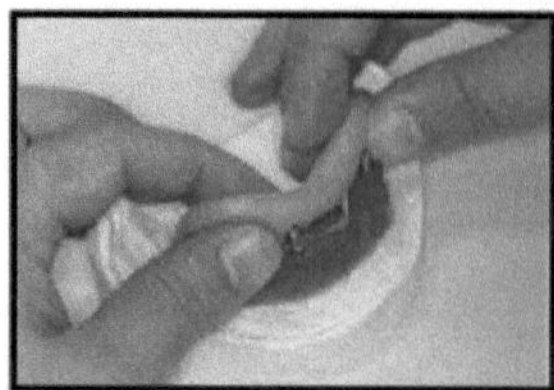

Fig. 15. Lubricate the cast and adapt resin on the cast.

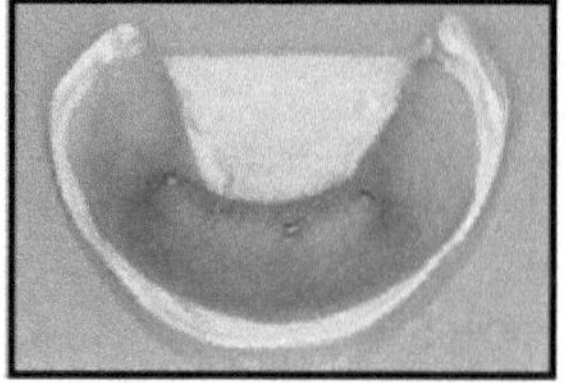

Fig. 16. Make a custom tray with the heads of guide pins exposed.

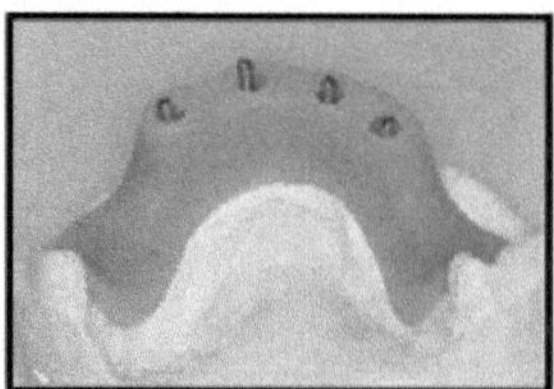

Figure no. 17. Finished tray with holes for guide pins.

Fig. 15. Lubrificar o molde e adaptar a resina ao molde.

Fig. 16. Fazer um tabuleiro personalizado com as cabeças dos pinos-guia expostas.

Figura no. 17. Tabuleiro acabado com furos para pinos-guia.

(**Cortesia**: *Implant Laboratory Procedures: A Step-by-Step Guide* A John Wiley & Sons, Inc., Publication)

A impressão final é feita para transferir exatamente a relação espacial dos implantes da boca para o molde mestre. Um registo exato é importante para obter uma prótese de ajuste passivo. O gesso de moldagem, os polissulfuretos, os poliéteres, o polivinil ou o silicone de adição podem ser utilizados para efetuar moldes finais. Estudos efectuados demonstram que o poliéter de consistência média e o silicone de adição de consistência elevada são ideais para efetuar impressões de implantes. Devido à sua rigidez, o poliéter impede qualquer rotação acidental da coifa de impressão. Pode ser considerado como um material ideal para impressões de implantes em desdentados totais. A moldeira personalizada fabricada é utilizada para efetuar a moldagem principal. A impressão pode ser feita utilizando a técnica de esplintagem indireta ou direta ou a técnica de recolha direta.

Antes de efetuar a impressão final, remover as tampas de cicatrização, enxaguar e limpar os pilares e os tecidos. Verifique o encaixe dos pilares nos suportes utilizando métodos clínicos e radiográficos. Em seguida, fixe as coifas de impressão quadradas nos pilares utilizando pinos-guia. Se forem utilizadas coifas de impressão cónicas, estas são aparafusadas diretamente nos pilares.

Método -1: TÉCNICA INDIRECTA / REPOSICIONAMENTO[7, 8, 11]

Para este método são utilizadas coifas de impressão cónicas. O método é semelhante ao da moldagem preliminar. É utilizado material de moldagem elastomérico em vez de alginato. Retire a impressão da boca. Desaperte a coifa de impressão da boca e fixe-lhe uma réplica do pilar. De seguida, posicione esta unidade na impressão e faça um molde com a pedra de moldagem.

Método -2: TÉCNICA DIRECTA / DE APANHAMENTO[7, 8, 11]

Deve ser utilizada uma coifa de impressão quadrada. Ligue a coifa de impressão quadrada ao pilar utilizando pinos-guia. Alguns tipos de coifas quadradas estão disponíveis com uma extensão unilateral. A seleção deste tipo de pinos-guia é da escolha do operador. A modificação da superfície da coifa de impressão por abrasão de partículas transportadas pelo ar e o seu revestimento com adesivo de impressão podem ser efectuados para obter uma orientação precisa .[12]

Experimente o encaixe do tabuleiro personalizado e efectue as modificações necessárias, se for caso disso. Aplique o adesivo da moldeira na moldeira e deixe-o secar. Injecte material elastomérico de corpo leve à volta das coifas com uma seringa. Coloque a moldeira personalizada carregada com material de moldagem em massa na posição e deixe-a assentar.

Após a presa do material, desaparafuse o pino guia, mas não remova os pinos, para retirar a impressão da boca. Colocar as réplicas do pilar de latão na superfície do tecido da impressão. As réplicas são apertadas na posição utilizando os pinos-guia. Verter um molde com o gesso após a aplicação de chanfradura e encaixe. Deixar a pedra de moldagem assentar completamente.

Método -3: TÉCNICA DE TALA DIRECTA[7, 8]

A divisão intra-oral da coifa de impressão é efectuada para registar com precisão a posição do implante. A divisão pode ser efectuada com resina acrílica ou gesso de impressão.

Fratura da resina acrílica - fixar as coifas de impressão com fio dentário e, em seguida, aplicar resina acrílica para formar a tala. O fio dentário actuará como um suporte para o acrílico. Siga o mesmo procedimento de moldagem que o utilizado para a técnica direta. Para diminuir a contração do acrílico e a sua distorção, podem seguir-se as seguintes dicas.

Sugestão 1: construa um anel de resina à volta da coifa de impressão no laboratório. Utilize esta coifa para os ligar intra-oralmente, de modo a formar a tala. Isto reduz o volume de acrílico utilizado e a quantidade de distorção

Sugestão 2: Construa uma fenda de resina no molde preliminar. Seccione a tala depois de esta estar fixa. Oriente estas coifas na boca e volte a uni-las com resina acrílica.

Sugestão 3: Faça barras/varetas de resina acrílica infundindo resina numa palhinha. Deixe-a curar. Seccione o comprimento adequado da barra de resina para preencher o espaço entre as coifas adjacentes. Fixe a barra de resina às coifas com resina acrílica. Para obter resultados óptimos, deixe que os anéis de resina/as réplicas de laboratório/as barras de resina curem durante 24 horas antes de fazer a impressão final.

Moldagem com gesso de impressão[10]

Utilize material de impressão elastomérico para registar os rebaixos à volta do cilindro do pilar. Alinhe a área da sela também com o mesmo material. Depois de ter feito isto, preencha o poço/janela oclusal da moldeira com gesso de impressão. Este procedimento irá unir efetivamente as coifas. Remova o molde depois de este ter assentado; verta o molde com a pedra de moldagem depois de fixar a réplica de latão às coifas.

FASE LABORATORIAL

6.1.2.a vazamento do molde principal

Fixar a réplica do pilar de latão à coifa de impressão com pinos-guia

↓

Verter a peça fundida com a pedra de moldagem depois de a ter batido e encaixotado

↓

Depois de o molde estar assente, desaparafusar o pino de guia e retirar o molde

↓

Colocar entalhes nas zonas de terra

4. Impressão final

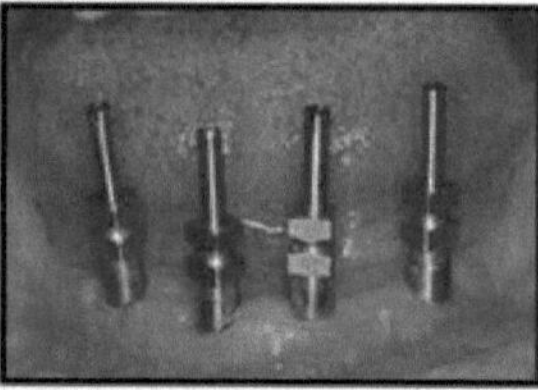

Fig. 19. Remove healing caps and connect square impression coping.

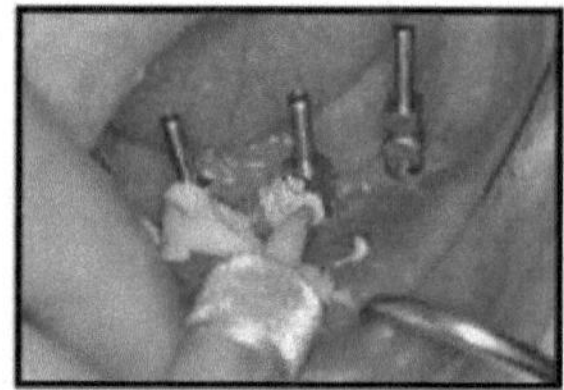

Fig. 20. Inject impression material around each impression coping and load the remaining material in tray.

Fig. 19. Retirar as tampas de cicatrização e ligar a coifa de impressão quadrada.

Fig. 20. Injetar material de impressão à volta de cada coifa de impressão e colocar o material restante na moldeira.

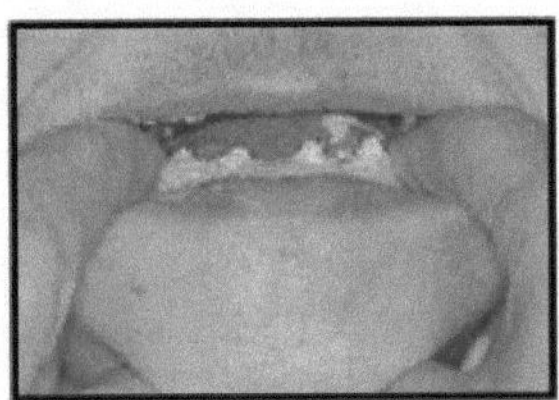

Fig. 21. Seat the tray intra-orally and wipe excess exposing the guide pins.

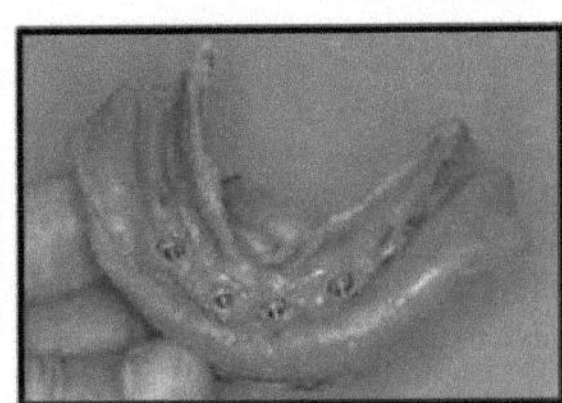

Fig. 22. Evaluate the impression for accuracy.

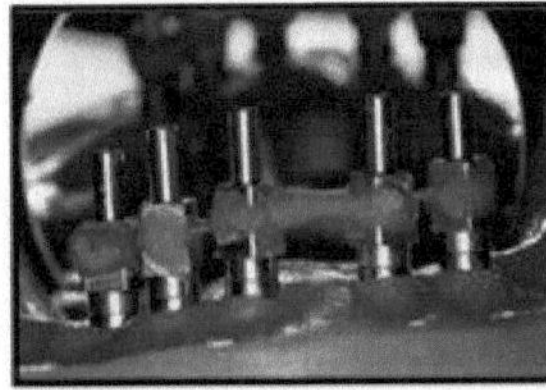

Fig. 23. Coping splinted with acrylic resin.

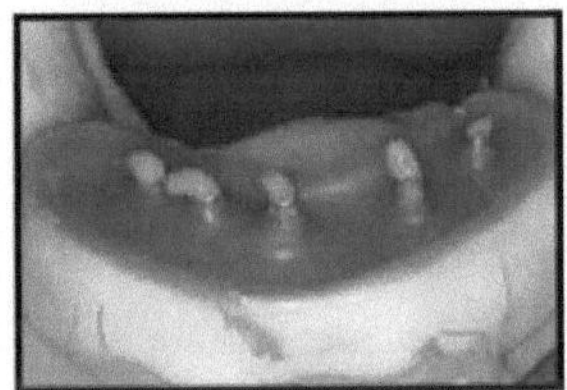

Fig. 24. Making impression, with the occlusal window closed with wax.

Fig. 21. Assente o tabuleiro intra-oral e limpe os excessos, expondo os pinos-guia.

Fig. 22. Avaliar a precisão da impressão.

Fig. 23. Tampão com tala de acrílico res in.

Fig. 24. Fazer a impressão, com a janela oclusal fechada com cera.

5. Impressão final e vazamento do molde

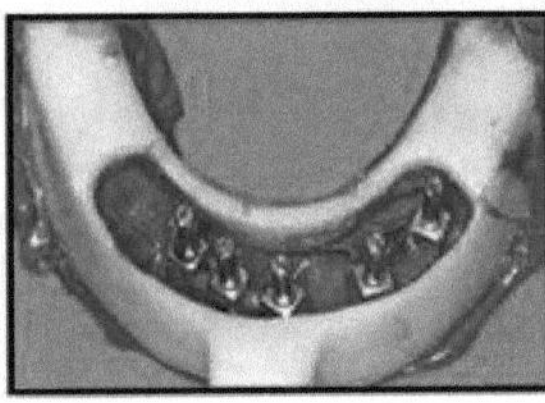

Fig. 25. Impression made with elastomeric material.

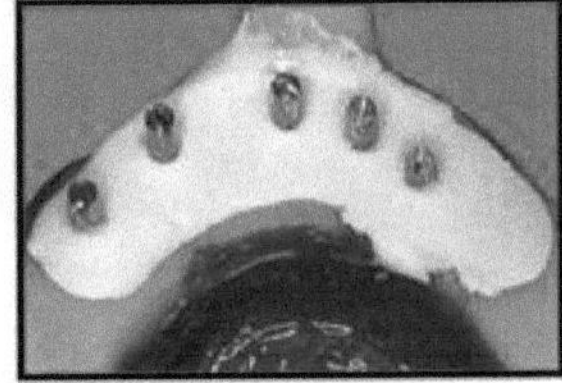

Fig. 26. Transfer impression is completed by filling the well in the tray with impression plaster.

Fig. 25. Impressão feita com material elastomérico.

Fig. 26. A moldagem de transferência é completada enchendo a cavidade da moldeira com gesso de impressão.

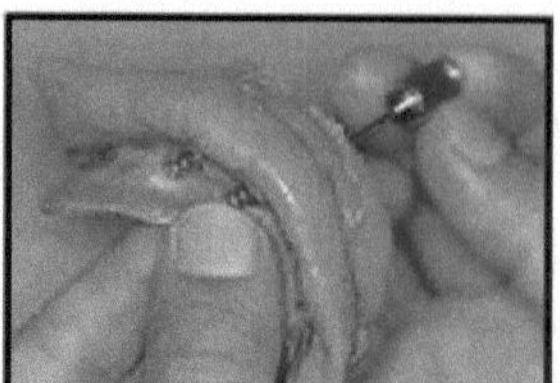
Fig. 27. After evaluating the impression connect abutment replicas to the impression copings.

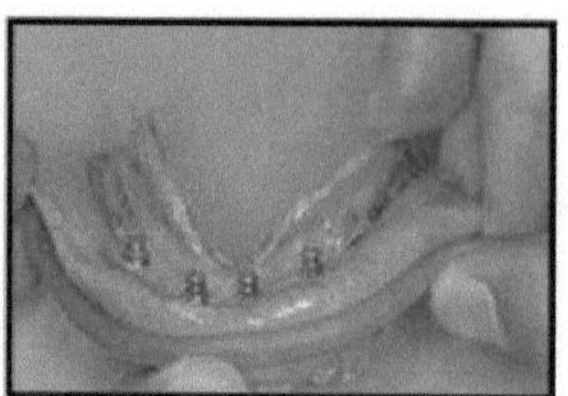
Fig. 28. Bead the impression and pour the cast.

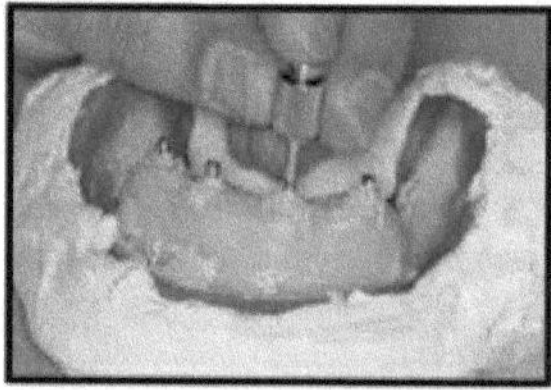
Fig. 29. After the stone is set, remove the guide pins to remove the impression.

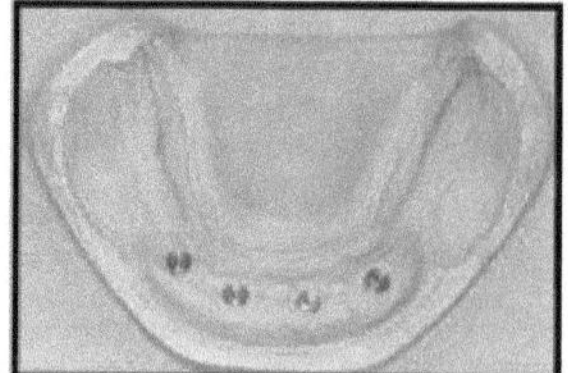
Fig. 30. Trim and complete the master cast.

Fig. 27. Depois de avaliar a impressão, ligar as réplicas do pilar às coifas de impressão.
Fig. 28. Fazer a moldagem e vazar o molde.
Fig. 29. Após a colocação da pedra, remover os pinos-guia para retirar a impressão.
Fig. 30. Recortar e completar o molde principal.

Cortesia: *Procedimentos laboratoriais de implantes: A Step-by-Step Guide* A John Wiley & Sons, Inc., Publicação

Após a desinfeção adequada da impressão principal, fixar as réplicas do pilar de latão através da superfície de suporte do tecido. Colocar a réplica firmemente contra a coifa de impressão e aparafusá-la no lugar com os pinos-guia. Verter o molde com a pedra de moldagem após o biselamento e o encaixotamento.

Deixar a pedra de moldagem atingir a presa final. Depois de o molde estar definido, desapertar os pinos-guia com uma chave de fendas. Separar a impressão final do molde principal. Inspecionar a superfície do molde quanto a irregularidades/nódulos e aparar as áreas periféricas.

Colocar entalhes nas áreas de terra anterior e posterior. Os entalhes são importantes para a orientação da matriz nas fases posteriores. As coifas de impressão e os pinos-guia utilizados para efetuar a impressão podem ser reutilizados.

6.1.2.b FABRICAÇÃO DE BASES DE REGISTO E DE ANÉIS DE OCULTO[16]

Ligar os cilindros de ouro / coifas de impressão cónicas ao pilar

↓

Bloquear os rebaixos à volta dos pilares e das cumeeiras

↓

Fazer uma base de registo utilizando resina autopolimerizável

↓

Construir um rebordo oclusal interrompido para acomodar os pinos-guia

As bases de registo podem ser construídas com cilindros de ouro ou coifas de impressão temporárias fixadas. Isto ajudará a estabilizar o bordo oclusal durante o registo das relações mandibulares. As bases de registo fabricadas devem ser abertas no aspeto facial. Isto é para permitir a visualização dos pilares intraoralmente.

Os cilindros de ouro ou as coifas de impressão podem ser fixados às bases de registo utilizando as seguintes técnicas.

Técnica 1: Colocar os attachments nas réplicas dos pilares. É suficiente utilizar um mínimo de dois encaixes para obter uma estabilidade adequada. Se todos os pilares estiverem ligados com um encaixe, então a base de registo funcionará como um guia de verificação. O passo seguinte consiste em bloquear os rebaixos à volta dos pilares e das coifas. Podem ser utilizados dois métodos para bloquear o pilar e as unidades de fixação com cera.

Método 1: Apenas as metades faciais do pilar e da unidade de fixação são bloqueadas com cera, o que proporciona uma abertura anterior.

Método 2: Toda a área de tecido à volta das réplicas do pilar e dos cilindros/cópias é coberta com cera. Isto proporciona espaço abaixo da base do registo em toda a região anterior.

Aplicar meios de separação sobre o molde. Em seguida, adaptar a resina acrílica numa fase de massa ao molde mestre cobrindo todo o assento basal, incorporando as coifas/cilindros numa placa de base rígida. Até mesmo a técnica de polvilhamento pode ser usada para fazer a placa de base.

Técnica 2: Faça uma base de registo no molde principal e forneça orifícios de acesso sobre dois dos análogos do pilar. Assente esta base de registo no molde principal e fixe as coifas/cilindros à réplica do pilar através dos orifícios de acesso. Fixe-os em posição com resina autopolimerizável.

Depois de a base do registo ter sido aparada para remover arestas vivas, fazer aros oclusais, enquanto se faz o bloco de mordedura de cera, tomar providências para que os pinos-guia passem através do aro oclusal de cera. Por vezes, para acomodar os pinos-guia, o rebordo oclusal terá de ser interrompido.

6. Construção de bases de registo

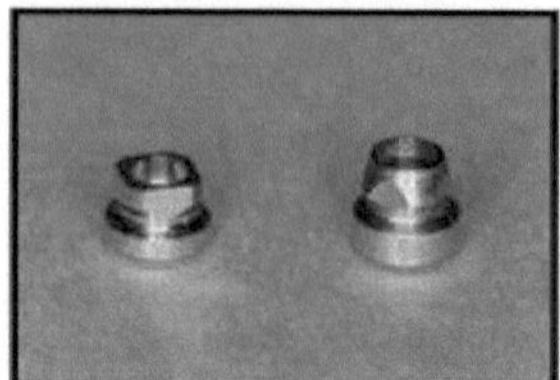

Fig. 31. Gold cylinders, left: 3.0mm, right: 4.0mm.

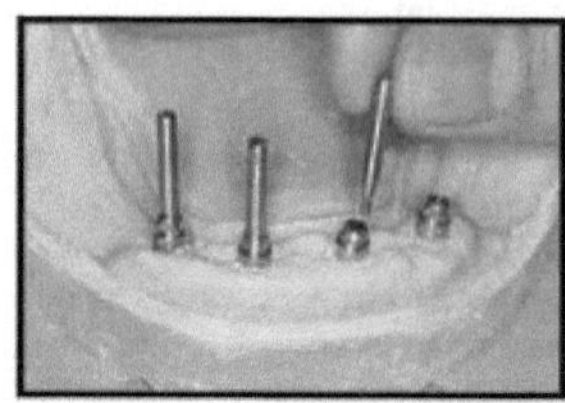

Fig. 32. Connect gold cylinders. Use medium or long guide pins for laboratory work.

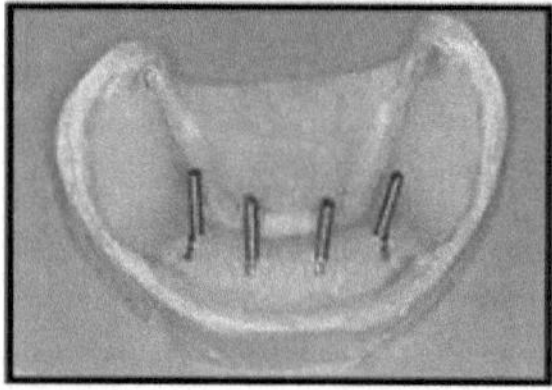

Fig. 33. Make a record base. Note the facial cuts exposing the abutment and replica junction.

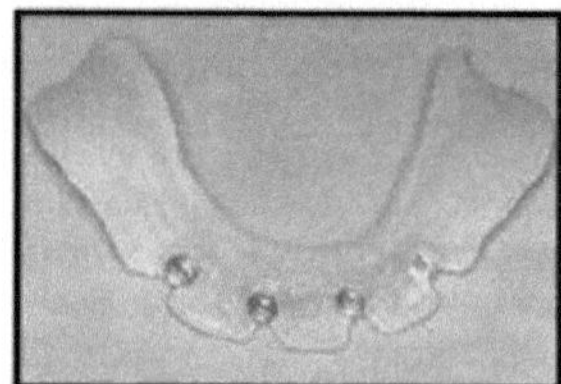

Fig. 34. Finish the record base borders.

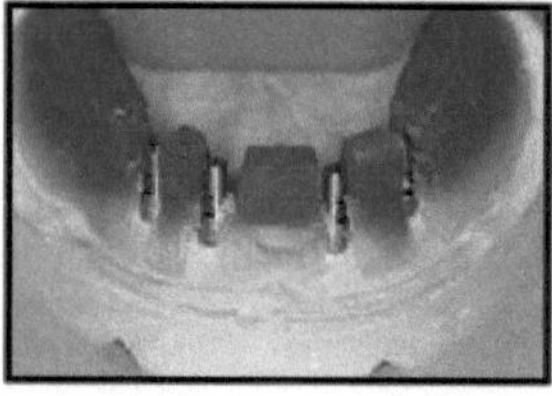

Fig. 35. Make a wax occlusal rim in sections for tentative occlusal plane.

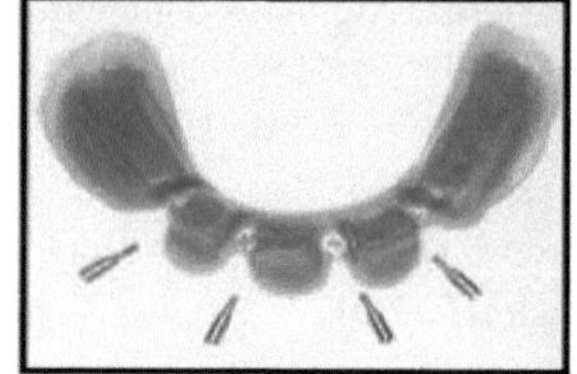

Fig. 36. Completed occulusal rim with short guide pins for intraoral use.

Fig. 31. Cilindros de ouro, à esquerda: 3,0 mm, à direita: 4,0 mm.
Fig. 32. Ligar os cilindros de ouro. Utilizar pinos-guia médios ou longos para os trabalhos de laboratório.
Fig. 33. Fazer uma base de registo. Observar os cortes faciais que expõem a junção do pilar e da réplica.
Fig. 34. Terminar as bordas da base do registo.
Fig. 35. Fazer um rebordo oclusal de cera em secções para o plano oclusal provisório.
Fig. 36. Rebordo oclusal concluído com pinos-guia curtos para uso intra-oral.

7. Construção de bases de registo

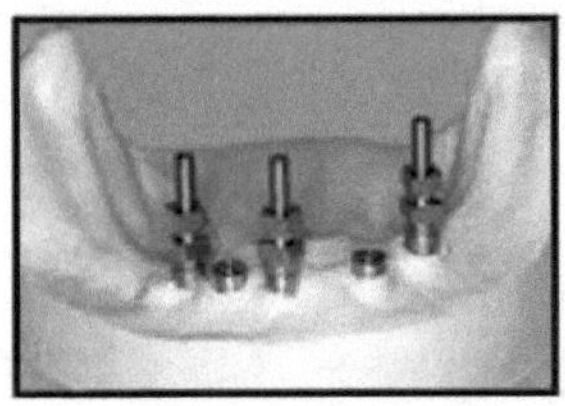

Fig. 37. Connect square impression copings.

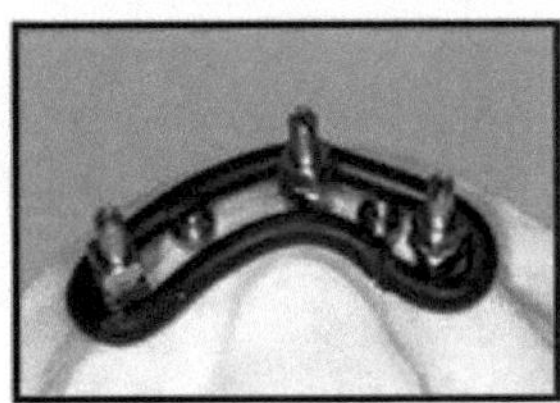

Fig. 38. Adapt a wire wax to provide a border for relief area.

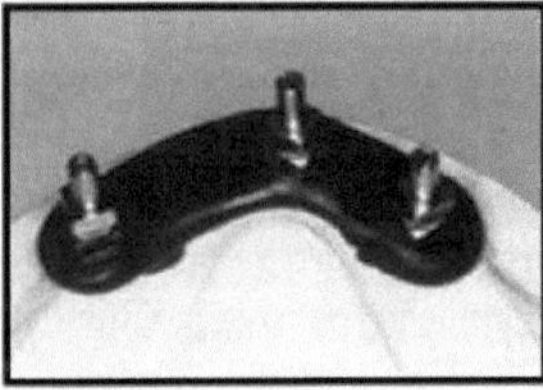

Fig. 39. Relive the replicas and cylindrical part of copings with wax.

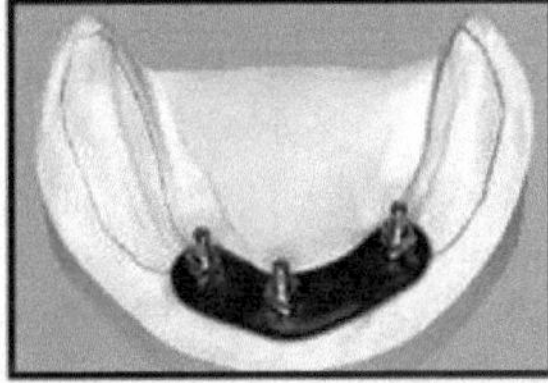

Fig. 40. This shows the completed wax-up and outline for the tray.

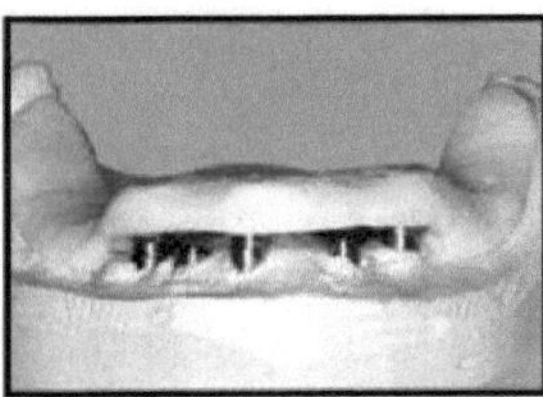

Fig. 41. Adapt base plate exposing the copings and replicas junction.

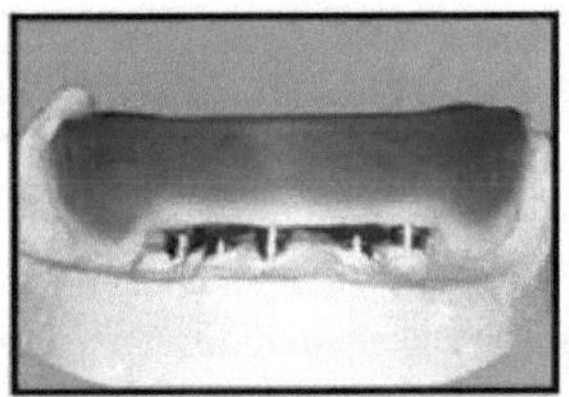

Fig. 42. Make occlusal rim for jaw relations recording.

Fig. 37. Ligar as capas de impressão quadradas.
Fig. 38. Adaptar um fio de cera para fornecer uma base para a zona de relevo.
Fig. 39. Revestir com cera as r eplicas e a parte cilíndrica das capas.
Fig. 40. Esta mostra o enceramento completo e o contorno da moldeira.
Fig. 41. Placa de base adaptada expondo a junção das cumeeiras e réplicas.
Fig. 42. Fazer o rebordo oclusal para a correção das relações da mandíbula.

(**Cortesia**: *Implant Laboratory Procedures: A Step-by-Step Guide* A John Wiley & Sons, Inc., Publication)

6.1.2.c FABRICAÇÃO DA SUBESTRUTURA DE RESINA ACRÍLICA

Utilizado para verificar a exatidão da transferência de impressões

↓

Ligar os cilindros de ouro à réplica do pilar com pinos de guia

↓

Bloquear à volta do cilindro de ouro e da parte em consola da área do tecido até uma altura de 2 mm

↓

Revestir os pinos-guia com cera

↓

Construir uma subestrutura em acrílico

A subestrutura de resina acrílica é um bloco de acrílico construído sobre o molde principal, que é incorporado com os cilindros de ouro. A subestrutura de resina acrílica é construída para verificar a exatidão da transferência das coifas de impressão da boca para o modelo de gesso. Esta verificação deve ser efectuada antes de registar as relações dos maxilares.

A subestrutura de resina tem de ser absolutamente rígida, envolvendo os cilindros de ouro, e tem de ter um encaixe passivo / encaixe morto no molde mestre. Quando colocados na boca, todos os cilindros de ouro têm de assentar corretamente, de cada vez, em todos os pilares da boca. Se este ajuste não for conseguido, teremos de efetuar uma nova impressão.

As subestruturas de resina acrílica que têm uma adaptação passiva adequada podem ser usadas mais tarde, na construção da prótese de ensaio e depois para o fabrico de padrões de cera para a superestrutura de metal fundido.

Métodos de fabrico de subestruturas de resina acrílica

Os cilindros de ouro são ligados às réplicas do pilar no modelo mestre com pinos-guia de 20 mm. Assim que estiverem no lugar, a área de tecido no modelo mestre entre e à volta de cada cilindro de ouro é bloqueada com cera. A ranhura à volta de cada cilindro também é bloqueada. O bloqueio de cera é alargado até à porção em consola, de modo a que a prótese fique a pelo menos 2 mm dos tecidos.

Os pinos-guia são também revestidos com uma fina camada de cera. Isto destina-se a criar um orifício de diâmetro ligeiramente maior na subestrutura de resina e, mais tarde, na superestrutura de metal fundido. Uma vez concluído o bloqueio, a subestrutura é feita com resina autopolimerizável.

Método - 1: Aplica-se um anel de resina acrílica à volta de cada cilindro de ouro e deixa-se polimerizar, o que reduz a contração da polimerização. É feita uma calha com uma placa de base de cera que envolve todos os cilindros. A calha é feita com 10 mm de altura, 6 mm de largura e estendida distalmente para cobrir a área em balanço. De seguida, a resina autopolimerizável é vertida na calha e deixada a curar. Deixa-se curar durante a noite antes de ser removida do molde. Em seguida, a subestrutura é removida do molde e o relevo de cera é eliminado. Agora, a subestrutura está pronta para ser testada.

Método - 2: Podem também ser utilizados cilindros de ouro pré-fabricados revestidos de plástico. Estes cilindros estão disponíveis em duas formas: (i) cilindro mais pequeno encerrado num bloco de plástico de 5 mm x 4,5 mm e (ii) cilindro maior com uma forma de asa, com 16 mm de comprimento e uma secção transversal de 5 mm de altura e 4,5 mm de largura. Esta forma de asa destina-se a suportar a parte em consola da subestrutura.

A subestrutura é colocada sobre as réplicas do pilar. O ajuste é verificado aplicando pressão com os dedos para verificar se há algum movimento dos cilindros de ouro. Outro método é o teste de um parafuso; a estrutura é aparafusada na posição com um parafuso no pilar mais distal.

8. Construção da subestrutura acrílica

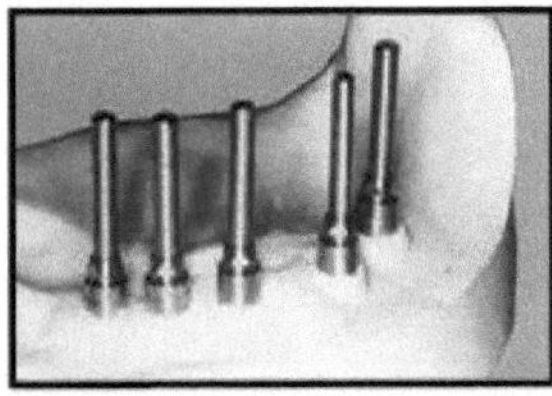

Fig 43. Connect gold cylinders to abutment replicas with 20mm guide pins.

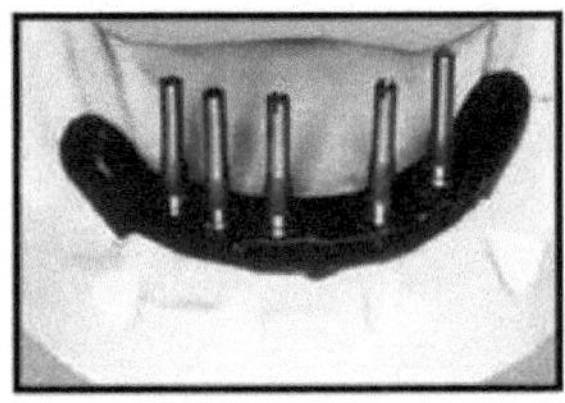

Fig 44. Make a wax relief around the abutments, extending even onto the cantilever area.

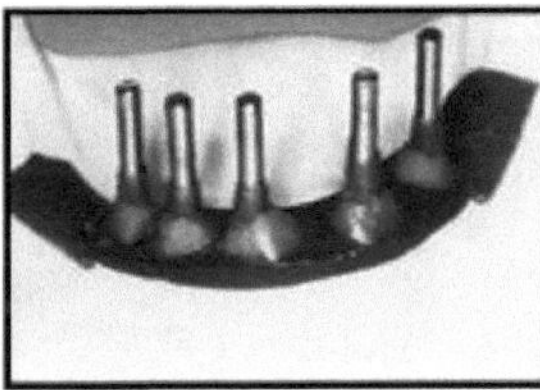

Fig 45. Make acrylic resin doughnuts around each gold cylinder.

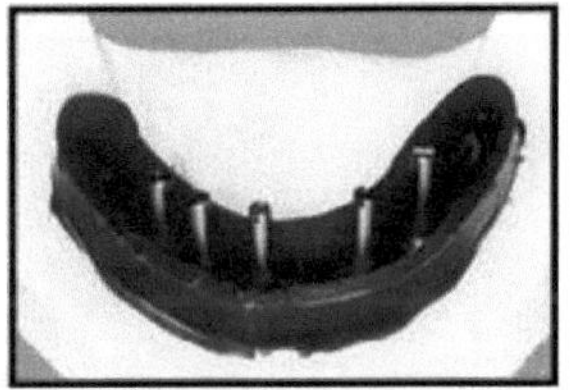

Fig 46. Wax trough 10mm high & 6mm wide enclosing the relieved area

Fig. 43. Ligar os cilindros de ouro às réplicas do pilar com pinos-guia de 20 mm.
Fig. 44. Faça um relevo de cera à volta dos pilares, estendendo-se até à área do cantilever.
Fig. 45. Faça donuts de resina acrílica à volta de cada cilindro dourado.
Fig. 46. Calha de cera com 10 mm de altura e 6 mm de largura envolvendo a área de alívio

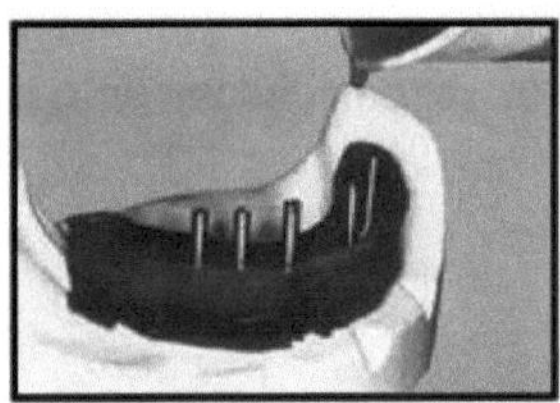

Fig 47. Pour acrylic resin into wax trough.

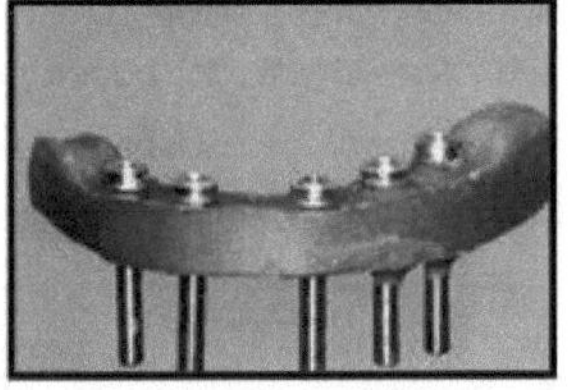

Fig 48. Unscrew the guide pins and release the acrylic substructure from cast.

Fig. 47. Verter a resina acrílica na calha de cera.
Fig. 48. Desaparafusar os pinos-guia e soltar a subestrutura acrílica do molde.

9. Construção da subestrutura acrílica

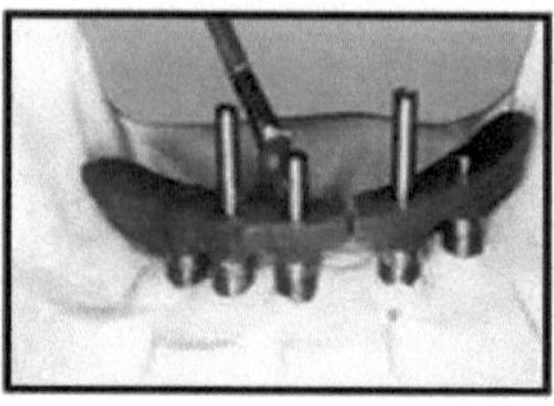

Fig. 49. Section the sub structure in 2 places atleast and rejoin them again with resin.

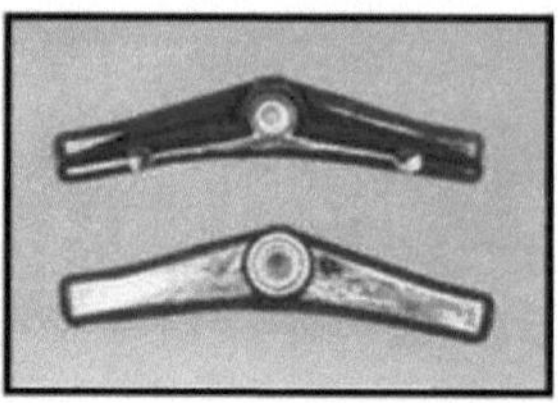

Fig. 50. Plastic-covered gold cylinders. This is a winged form.

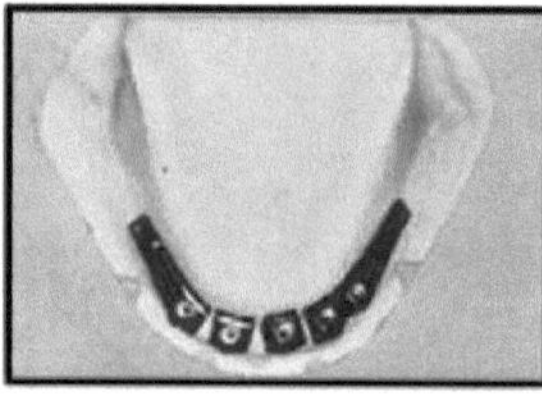

Fig. 51. The plastic forms can be assembled and a substructure can be formed on them.

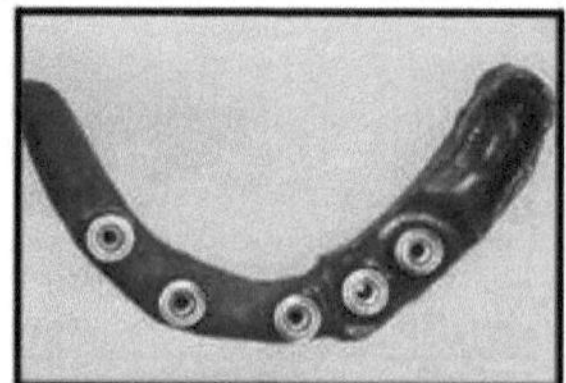

Fig. 52. Shows the shaped and contoured substructure on the left side.

Fig. 49. Seccionar a subestrutura em pelo menos 2 sítios e voltar a uni-las com res in.

Fig. 50. Cilindros de ouro revestidos de plástico. Esta é uma forma alada.

Fig. 51. As formas de plástico podem ser montadas e uma subestrutura pode ser formada sobre elas.

Fig. 52. Mostra a subestrutura moldada e contornada do lado esquerdo.

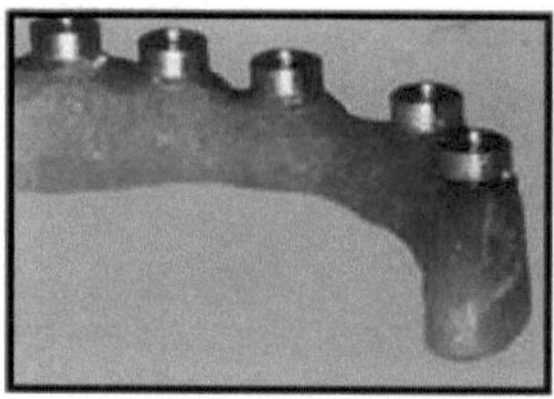

Fig. 53. Shows the convex gingival surface and the resin finishing in groove of gold cylinder.

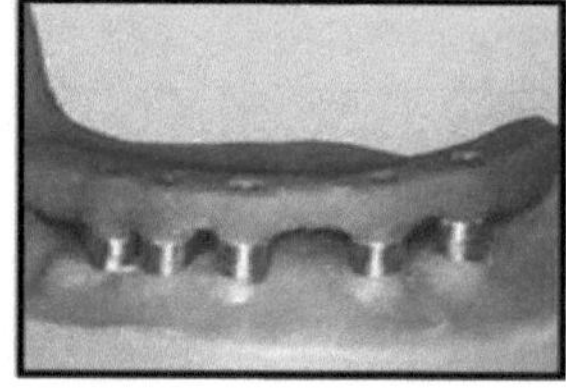

Fig. 54. Evaluate the fit on the master cast and then in the patient's mouth.

Fig. 53. Mostra a superfície gengival convexa e o acabamento de resina no sulco do cilindro de ouro.

Fig. 54. Avalie o ajuste no molde mestre e depois na boca do paciente.

(**Cortesia**: *Implant Laboratory Procedures: A Step-by-Step Guide* A John Wiley & Sons, Inc., Publication)

Em seguida, verifica-se o ajuste do outro lado. Se a subestrutura se levantar ou estiver a balançar de um lado, tem de ser seccionada e unida de novo.

Depois de verificada a exatidão da transferência da impressão para o molde. A subestrutura de resina é moldada e contornada para formar a base para a inserção da prova e, mais tarde, como padrão para a superestrutura metálica fundida. As tampas de proteção devem ser colocadas sobre os cilindros de ouro durante o corte e o polimento. São fixadas no lugar com pinos-guia. Deste modo, evitam-se quaisquer danos que possam ocorrer nos cilindros de ouro durante os procedimentos de acabamento.

6.1.3 TERCEIRA VISITA CLÍNICA

Registo das relações da mandíbula e seleção de dentes

Verificar o seu ajuste em réplicas de pilares na boca

↓

Seccionar e voltar a unir a subestrutura, se necessário

↓

Moldar e contornar a base para formar a base de inserção experimental e a superestrutura metálica fundida

↓

Contornar os rebordos oclusais para apoio dos tecidos moles

↓

Estabelecer a dimensão vertical e fazer um registo do arco facial

↓

Selecionar os dentes da prótese. Desinfetar as bases de registo

↓

Montar os moldes num articulador semi-ajustável utilizando a transferência face-bow e registos interoclusais

O ajuste da subestrutura de resina acrílica aos pilares é verificado por via oral. Se for detectada alguma discrepância, a impressão deve ser repetida

9. Gravação de relações com a mandíbula

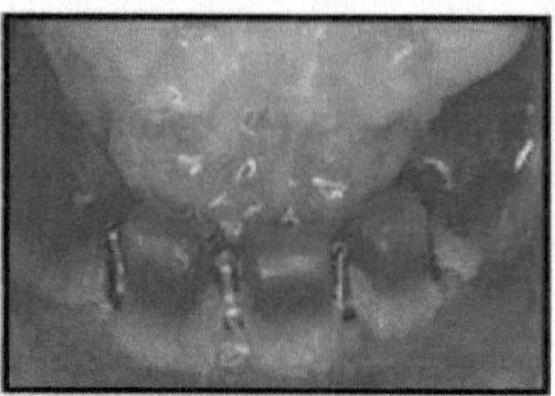

Fig. 55. Remove the healing caps and connect the record bases using short guide pins.

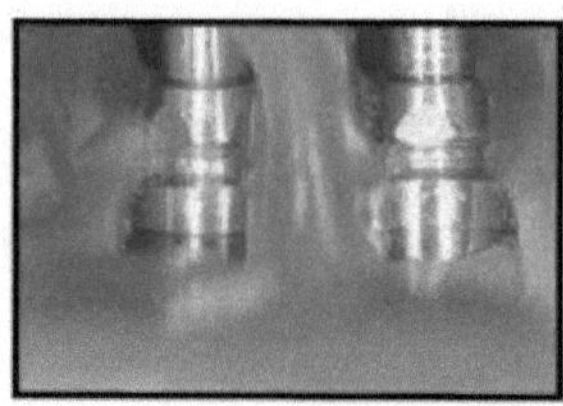

Fig. 56. Check the fit of the cylinder abutment junction.

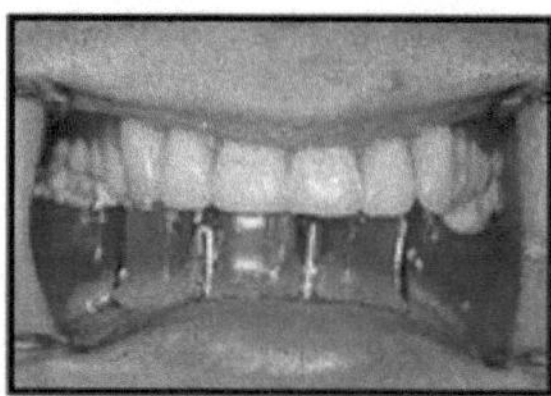

Fig. 57. Make a centric relation Record.

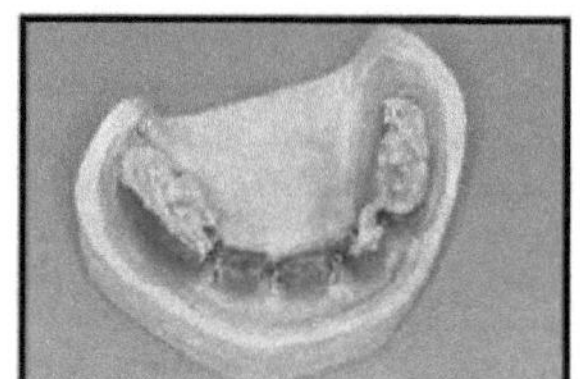

Fig. 58. Seat the record base on the master cast

Fig. 55. Retirar as tampas de cura e ligar as bases de registo com pinos-guia curtos.

Fig. 56. Verificar o ajuste da junção do pilar do cilindro.

Fig. 57. Criar um registo de relação centrada.

Fig. 58. Assentar a base de registo no molde principal

(**Cortesia**: *Implant Laboratory Procedures: A Step-by-Step Guide* A John Wiley & Sons, Inc., Publication)

Depois disto, as relações dos maxilares podem ser registadas. Esta fase do tratamento é semelhante ao fabrico de uma prótese completa convencional. Contornar o rebordo de oclusão para suporte dos tecidos moles.

Uma vez estabelecida a dimensão vertical de repouso e a dimensão vertical de oclusão, marcar a linha média no rebordo oclusal do maxilar. A transferência do arco facial é efectuada para estabelecer uma relação de orientação e montar o molde maxilar no articulador. Selecionar os dentes da prótese. A prótese existente do doente pode ser um bom guia para selecionar os dentes da prótese. Fica assim concluída a fase clínica do registo das relações maxilares e da seleção dos dentes.

FASE LABORATORIAL

9.3.3. DISPOSIÇÃO DOS DENTES E FABRICAÇÃO DA DENTIÇÃO DE PROVA

Disposição dos dentes semelhante à das próteses completas convencionais

a. Preferencialmente dentes de prótese em acrílico
b. A oclusão mutuamente protegida é ideal
c. Sem forças de desoclusão na parte em consola

Dispor os dentes na estrutura acrílica

↓

Aparar a superfície lingual dos dentes da prótese para acomodar o pino guia, se necessário

↓

Concluir o enceramento e a prótese de prova

Montar os moldes e os aros oclusais num articulador semi-ajustável, utilizando os registos feitos durante a fase de relação dos maxilares. O procedimento laboratorial para a colocação de dentes é semelhante ao das próteses completas convencionais. Há certos factores importantes a considerar e a seguir.

I. **Os DENTES DE RESINA ACRÍLICA** são preferidos aos dentes de porcelana para evitar choques oclusais diretos no osso maxilar. Nos dentes naturais, o ligamento periodontal proporciona o efeito de amortecimento e reduz a força transmitida ao osso maxilar. Mas os implantes são ligados diretamente ao osso. Os dentes acrílicos resilientes proporcionam alguma proteção contra os choques.

II. Tem de ser estabelecida **uma OCLUSÃO MUTUAMENTE PROTEGIDA**. Os suportes de implantes osseointegrados suportam melhor as forças verticais do que as horizontais. Um único suporte pode suportar forças oclusais equivalentes a um dente natural com uma única raiz. No entanto, na região posterior, não existem suportes de implantes para suportar cargas horizontais. Assim, é melhor confinar as forças de desoclusão aos dentes diretamente suportados pelos implantes e não aos dentes na porção em cantilever da prótese.

A subestrutura de resina acrílica com os cilindros de ouro actua como uma base de ensaio para a prótese fixa. Os dentes artificiais estão dispostos de forma semelhante à prótese completa convencional. A prótese deve permitir o acesso através da dentadura, de modo a poder ser fixada aos pilares com um parafuso de ouro que passa através dos cilindros de ouro. Um método fácil de fornecer o acesso é ter 20 mm

Os pinos-guia podem ser revestidos com uma camada de cera para permitir o acesso da chave de parafusos. Completar o enceramento antes da prova. A abertura anterior não deve ser coberta com cera, para permitir a visualização da colocação dos cilindros de ouro no pilar durante a prova. Agora a prótese de prova está pronta para a prova clínica.

10. Arranjo dos dentes e prova

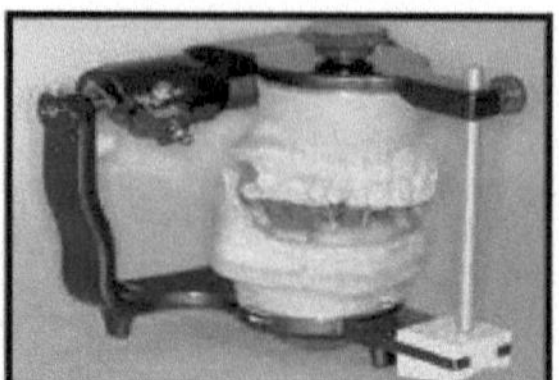

Fig. 59. Position the casts with the help of record and mount them in the articulator.

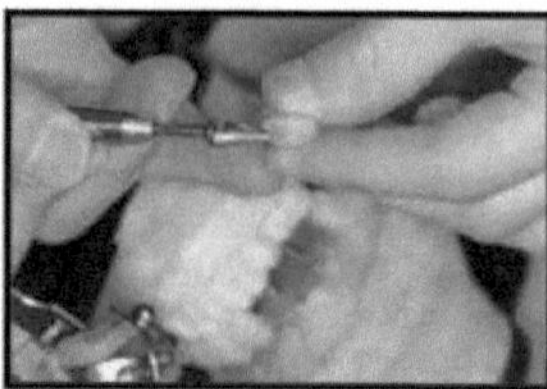

Fig. 60. Set the resin teeth. Adjust the lingual surface to fit the guide pins and cylinders.

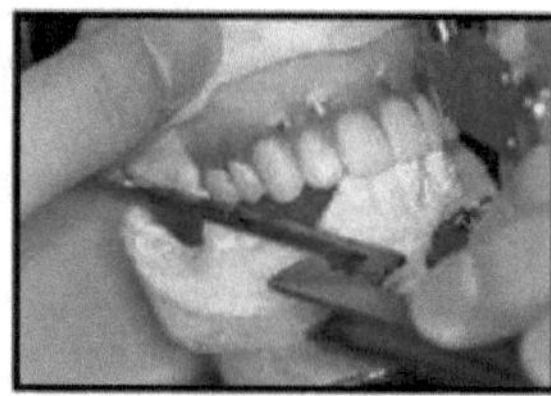

Fig. 61. Adjust the occlusion.

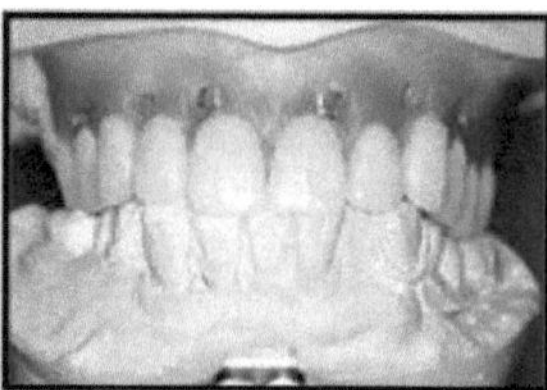

Fig. 62. Frontal view showing the completed wax-up.

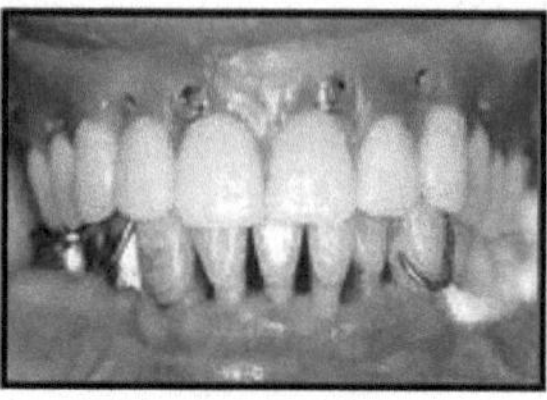

Fig. 63. Frontal view of trial denture in the mouth.

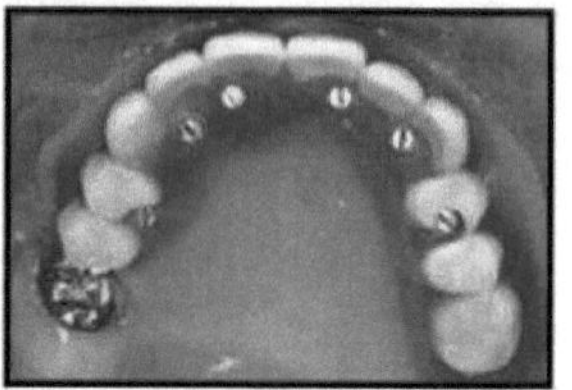

Fig. 64. Occlusal view of trial denture in mouth.

Fig. 59. Posicionar os moldes com a ajuda de um registo e montá-los no articulador.

Fig. 60. Ajustar os dentes de r esina.

Ajustar a superfície lingual para encaixar os pinos-guia e os cilindros.

Fig. 61. Ajustar a oclusão.

Fig. 62. Vista frontal mostrando o enceramento concluído.

11. Arranjo dos dentes e prova

Fig. 63. Vista frontal de uma dentadura de prova na boca.

Fig. 64. Vista oclusal do dente de prova na boca.

(**Cortesia**: *Implant Laboratory Procedures: A Step-by-Step Guide* A John Wiley & Sons, Inc., Publication)

6.1.4 QUARTA VISITA CLÍNICA

Prova de prótese de teste

Colocar as próteses de prova no lugar utilizando pinos-guia

↓

Avaliar a estética, as relações dos maxilares, a posição dos dentes, a dimensão vertical

↓

Uma vez aprovado, desinfetar e transferir o wax-up para o laboratório no molde mestre

O enceramento completo é experimentado na boca do paciente. Temos de avaliar a estética, o registo da relação maxilar, a posição dos dentes, a dimensão vertical da oclusão e a posição de repouso. Podem ser efectuadas pequenas alterações na cadeira para completar a prova de cera. Após a aprovação do paciente, o enceramento deve ser fixado ao molde mestre utilizando pinos-guia e levado para o laboratório.

FASE LABORATORIAL

6.1.4.a. FABRICAÇÃO DO ÍNDICE (MATRIZ OU NÚCLEO FACIAL)

O índice regista a posição dos dentes da prótese em cera e ajuda na conceção e fabrico da estrutura

↓

Verificar os entalhes no molde principal e a posição da prótese de teste no molde principal

↓

Faça o índice utilizando massa de silicone ou resina acrílica polimerizada leve ou material termoformado

↓

Depois de o índice estar definido, remover os dentes da prótese de teste

↓

Colocar os dentes da prótese para indexar na posição

↓

Utilizar este conjunto de dentes indicadores para os passos seguintes

O índice é aquele que regista os aspectos vestibulares e oclusais da prótese de prova e permite o reposicionamento através do encaixe de entalhes marcados na borda do molde. O índice pode ser feito com massa de silicone, gesso dentário, resina acrílica polimerizada leve e materiais termoplásticos formados a vácuo. O índice feito com qualquer um destes materiais é utilizado na conceção e fabrico da estrutura metálica. O índice actua como um guia para assegurar uma relação espacial adequada entre a estrutura metálica do implante, os elementos de retenção, os dentes da prótese e o contorno externo da prótese.

O índice só deve ser efectuado depois de se ter verificado o:

1. Presença de entalhes na área de terra do molde principal. Caso contrário, não é possível reposicionar o índice.
2. Posição correta da prótese de prova no molde principal.

Índice de massa de silicone[17]

Misturar bem duas colheres do catalisador e do material de base e adaptar à prótese e ao molde mestre, estendendo-se para além da área de contacto para encaixar os entalhes. Deixar curar durante 10 minutos. O Index pode ser separado do molde mestre depois de estar

endurecido.
O índice é cortado ao longo da linha que une as fossas centrais e os bordos incisais da superfície oclusal impressa dos dentes de resina. Cada metade é utilizada separadamente na conceção e fabrico da estrutura metálica.

Índice de resina acrílica polimerizada leve[19]

Aplicar uma camada fina de lubrificante (petróleo branco) nas superfícies dos dentes da prótese e do molde mestre. Cortar uma tira de 8 mm de largura do material de moldeira de polímero leve, de modo a que seja suficientemente comprida para cobrir as superfícies oclusais de todos os dentes e, posteriormente, a área do molde. Adaptar o material às superfícies oclusais e incisais e aos terços oclusais das superfícies vestibulares e linguais dos dentes da prótese. Cortar pequenas tiras adicionais e adaptá-las da parte oclusal aos entalhes no molde mestre.
Colocar o molde mestre com o material de moldeira adaptado na unidade de polimerização por luz e polimerizá-lo durante 4 minutos. O índice está pronto a ser utilizado depois de polimerizado.

Ind ex utilizando material termoformado[18]

Efetuar uma impressão da prótese de prova posicionada no molde mestre utilizando hidrocolóide irreversível. Verter a impressão em gesso dentário. Aparar o molde de gesso depois de assentar e fazer uma concha de plástico formada a vácuo que é utilizada como índice.
Qualquer um destes materiais pode ser utilizado para fazer o index. Uma vez feito o índice, os dentes da prótese são separados do enceramento e são posicionados no índice. Os dentes da prótese são cimentados na posição utilizando cera pegajosa. O conjunto de dentes do índice é reposicionado no molde mestre, ajudando-nos a visualizar a relação espacial dos dentes com a estrutura, durante o fabrico. Este conjunto de dentes-índice é mantido até ao fabrico da estrutura metálica. Após a conclusão da estrutura metálica, a estrutura é posicionada no molde mestre. Em seguida, o conjunto do dente indicador é reposicionado e o espaço disponível entre a estrutura e os dentes da prótese é preenchido com cera da placa de base para completar o enceramento da prótese final.

11. Indexação e fabrico de superestruturas

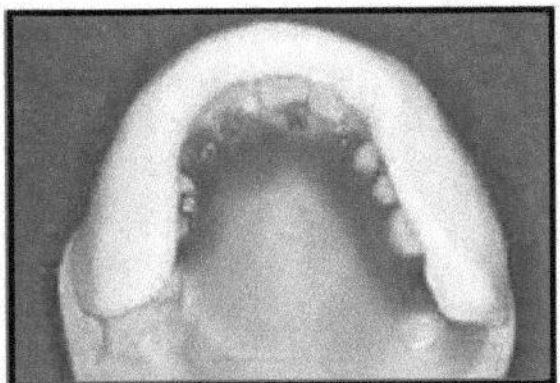

Fig. 65. Make a facial core with silicone putty material.

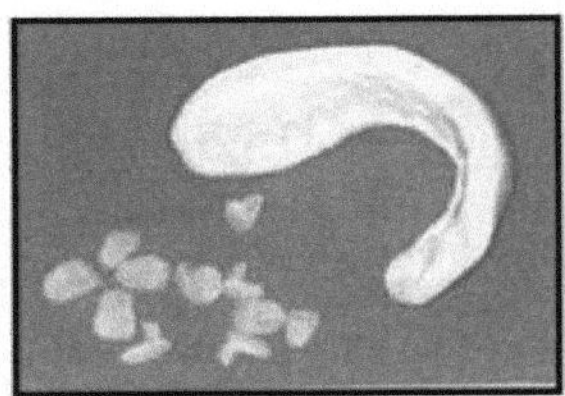

Fig. 66. After the core is made. Boil out the wax and separate the teeth.

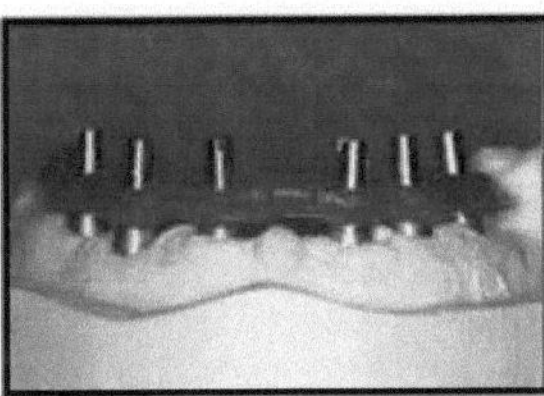

Fig. 67. Shows the acrylic substructure that is to be modified for making the metal super structure.

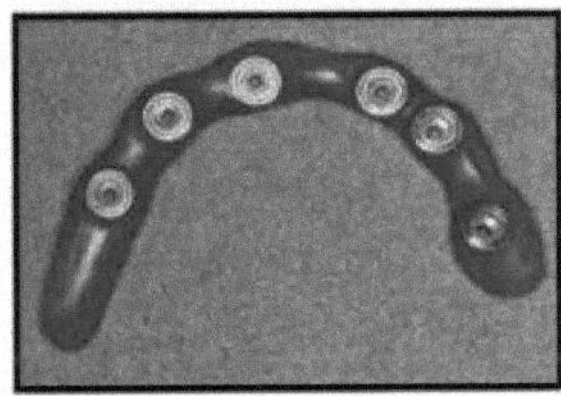

Fig. 68. Finished gingival surface of the wax pattern.

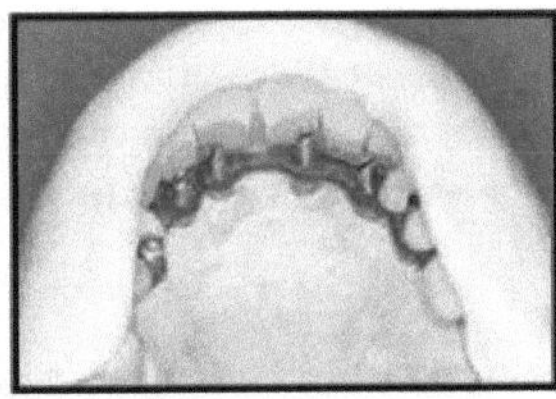

Fig. 69. Place the facial core with teeth and check the clearance.

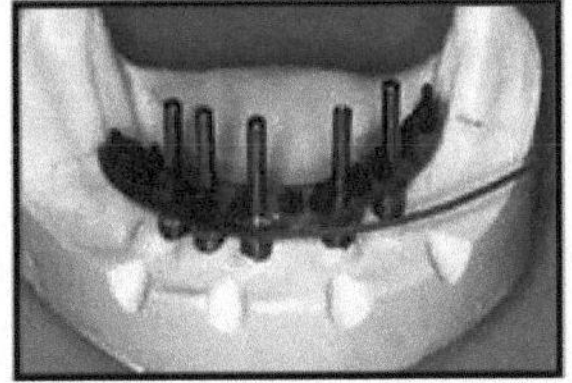

Fig. 70. Place 18-gauge sprue wax around labial and lingual surface to provide an acrylic finish line.

Fig. 65. Fazer um núcleo facial com massa de silicone mater ial.
Fig. 66. Depois de feita a coroa. Ferver a cera e separar os dentes.
Fig. 67. Mostra a subestrutura acrílica que deve ser modificada para fazer a superestrutura metálica.
Fig. 68. Superfície gengival acabada do padrão de cera.
12. Indexação e fabrico de superestruturas
Fig. 69. Colocar o núcleo facial com os dentes e verificar a folga.
Fig. 70. Colocar cera de jito de calibre 18 à volta da superfície labial e lingual para proporcionar uma linha de acabamento em acrílico.

6.1.4.b. FABRICAÇÃO DE SUPERESTRUTURA DE FUNDIÇÃO

Construir o padrão de cera com a subestrutura acrílica como base e o conjunto de dentes-índice

como guia

Completar o enceramento, fixar os laços de retenção e as missangas

Margem de acabamento de forma para acrílico em superfícies faciais e linguais

Fixar os sprues e montar o molde em forma de cadinho

Investir o molde tendo o cuidado de evitar o aprisionamento de ar

Selecionar a liga a utilizar

Queimar o molde de cera e fundir a estrutura

Desinvestir o quadro

Experimentar o encaixe da estrutura no molde principal. Se necessário, seccionar e soldar as peças

Acabamento e polimento da estrutura

O fabrico de uma superestrutura fundida é um processo que envolve várias etapas. As etapas envolvidas são o fabrico do molde em cera, a moldagem e o revestimento do molde, a fundição e o acabamento da estrutura e a prova da estrutura no molde principal para verificação do seu ajuste.

Fabrico de padrões de cera

O ajuste da subestrutura de resina acrílica deve ser verificado novamente antes de avançarmos com o fabrico do padrão de cera. Mesmo que se verifique um ligeiro movimento, a subestrutura acrílica deve ser seccionada e unida novamente.

A conceção da estrutura depende da liga utilizada e do número e comprimento dos dispositivos de fixação utilizados. Estes factores influenciam especialmente a conceção da parte do cantilever. A extensão máxima do cantilever é de 20 mm para a mandíbula e de 10 mm para o maxilar.

No maxilar, quando são utilizados acessórios de 7 a 10 mm. Utilizar uma prótese de arco pequeno restringindo o comprimento do cantilever durante o primeiro ano. Após o primeiro ano de utilização, o cantilever pode ser alargado para 10 mm. Na mandíbula, quando são utilizadas fixações de 13 a 20 mm, o cantilever pode ser alargado até 20 mm. Assim que o comprimento do cantilever for determinado, marque-o no molde principal.

Superfície gengival: O lado dos tecidos (superfície gengival) do acrílico

A subestrutura é coberta com uma fina camada de cera para a tornar lisa.

1. A superfície gengival deve ser convexa e estar fora de contacto para permitir uma manutenção adequada da higiene.
2. O padrão de cera deve estar, pelo menos, 2 mm abaixo das superfícies de encaixe do pilar dos cilindros de ouro.

3. A cera deve ser terminada nas ranhuras à volta dos cilindros. Este procedimento destina-se a evitar que a projeção de fundido escorra para a superfície de encaixe dos cilindros de ouro.

Porção em cantilever: A superestrutura fundida deve ser suficientemente forte para suportar as forças oclusais e resistir à fratura da porção em cantilever. O padrão de cera na secção do cantilever distal à última fixação deve ter um mínimo de 5,4 mm de largura e 4,2 mm de altura. Outros desenhos sugeridos são um desenho sueco que recomenda um mínimo de 5 mm de largura e 5 mm de altura quando se utiliza uma liga de ouro de alta qualidade. Sugere-se uma largura de 6 mm e uma altura de 4 mm para uma liga com alto teor de paládio. Todos estes métodos aumentam o volume na junção do cantilever para proporcionar uma resistência adequada.

Superfícies oclusal, facial e lingual: As superfícies oclusais e faciais têm de ter pérolas e anéis para retenção do acrílico. A junção entre o acrílico e o metal deve ser feita de forma semelhante à estrutura RPD - linha de acabamento Butt-joint; devem ser evitadas linhas de acabamento Feather edge. A linha de acabamento de rebaixamento deve ser efectuada nas superfícies facial e lingual. Esta linha de acabamento inferior é formada com um sprue de calibre 18 selado com cera no exterior mas não no interior. Esta linha de acabamento impede que a resina acrílica se levante da superestrutura do molde. As linhas de acabamento vestibular e labial são colocadas gengivalmente para obter uma estética adequada. A linha de acabamento lingual é colocada alta oclusalmente ou ao nível da altura dos cilindros de ouro.

Antes de proceder ao passo seguinte, reposicionar o conjunto dente-índice para verificar a folga entre o padrão de cera e os dentes da prótese.

Abrolhamento

Assim que o padrão de cera estiver completo, o passo seguinte é a colocação de sprues na estrutura. No método direto de colocação de sprues, coloque vários sprues de calibre 8 (mínimo 5) na superfície lingual do padrão. Os sprues devem ser colocados abaixo das linhas de acabamento e entre os cilindros dourados. Os sprues devem ser curvados suavemente para evitar quaisquer ângulos agudos.

Para reduzir o encolhimento do arco transversal da peça fundida, um sprue de calibre 8 pode ser ligado aos calcanhares do modelo para completar o anel. Mesmo esta barra deve ser fixada com vários sprues.

O modelo em cera também pode ser seccionado e fundido em várias unidades. Se for utilizado este método de seccionamento, deve ser seccionado antes da colocação das pérolas e das argolas. Estas secções individuais têm de ser moldadas com múltiplos sprues de cera, fixados à superfície lingual da estrutura entre os cilindros de ouro. Estes sprues podem ser ligados a uma barra de passagem ou diretamente à base do sprue, consoante a liga utilizada.

Depois de fixar os sprues, desaparafusar os pinos-guia, retirar o modelo do molde e montar o modelo com sprues num molde de cadinho.

Investir

A seleção do material de revestimento depende da liga selecionada. A relação exacta entre a potência e o líquido e um protocolo laboratorial rigoroso devem ser seguidos para obter uma estrutura bem ajustada. Durante o revestimento, é muito importante evitar o aprisionamento de ar dentro dos cilindros de ouro. No caso de a liga fundida fluir para o cilindro, não pode ser recuperada e todo o processo deve ser repetido a partir da fase de subestrutura em acrílico.

1. Aplicar o desmancha-prazeres no padrão.
2. Pintar o interior e o exterior de cada cilindro dourado com tinta de revestimento para

evitar que brilhe.

3. Encher o molde com o revestimento, deixando-o encher a partir do fundo e fluir para cima através dos cilindros. Nesta altura, é importante quebrar a tensão superficial do revestimento e permitir que este flua através do cilindro de ouro e do canal de acesso.

Método 1: Pode ser utilizada uma escova ou um instrumento para quebrar a tensão superficial.

Método 2[20] : Pode ser utilizado um fio dental encerado. Dar um nó numa das extremidades de um pequeno comprimento de fio dental. Passar o fio dental através do cilindro de ouro, de modo a que o nó fique situado por baixo da estrutura. Quando o revestimento estiver preenchido até ao bordo exterior do cilindro, puxar o fio dental através do canal de acesso. Isto evita o aprisionamento de ar no interior do cilindro de ouro.

4. Cobrir o resto do modelo de cera com revestimento e encher o anel de fundição até à altura desejada.

Fundição

A seleção da liga determina o material de revestimento a utilizar, o que, por sua vez, determina o tempo de queima e os procedimentos de fundição.

> A liga selecionada deve ter um intervalo de fusão definitivamente inferior ao ponto de fusão do cilindro de ouro (2.370^0 F).

> As ligas que podem ser utilizadas para a fundição da estrutura são a liga de prata-paládio, a liga de alto paládio, a liga de ouro tipo III e a liga de ouro tipo IV. A liga de alto paládio tem maior resistência à deformação permanente sob tensões oclusais e parafuncionais. As ligas de alta nobreza têm resistência ao embaciamento e à corrosão.

Esgotamento: O tempo de queima depende do material de revestimento utilizado; deve ser efectuado de acordo com as instruções do fabricante. É necessária uma quantidade adicional de tempo de queima porque é utilizada uma grande quantidade de resina acrílica na subestrutura.

Fundição: Pode ser utilizada uma liga nobre como a A-37 (Nobelpharma, USA, Inc).
A-37 contém 2% de ouro e 76% de paládio em peso. A-37 tem um bom fluxo, boa ligação aos cilindros de ouro e resistência adequada. Recomendação da Nobelpharma para fundição com a liga A-37.

1. A temperatura do forno é aumentada lentamente até atingir 1 500^0 F durante mais 1 hora para queimar.

2. A fundição por maçarico é preferível à fundição por indução.

> Utiliza-se uma tocha de oxigénio de gás com múltiplos orifícios e um cadinho de alto calor (quartzo). > **Obtém-se** uma chama ligeiramente redutora ajustando a tocha de gás-oxigénio. > Utiliza-se um movimento circular suave para aquecer uniformemente a liga até que esta se junte.

> O fluxo não é utilizado.

> A liga é aquecida até à rutura da película de óxido.

> Quando o cadinho é agitado e a liga rola sobre ele, mostra a fusão completa da liga e é o momento correto para fundir.

> A liga não é aquecida acima de 2,3700F. Uma vez que a esta temperatura os cilindros de ouro derreteriam. A utilização de temperaturas elevadas resultaria também numa fundição porosa.

> É dada uma volta adicional ao braço de fundição para compensar a menor gravidade específica da liga A-37.

> O braço de fundição pode rodar livremente até parar.

Após um arrefecimento suficiente na bancada, a peça fundida é retirada do revestimento. Proteger os cilindros dourados com cera antes do jato de areia. Retirar os sprues e verificar o encaixe no molde principal. Se houver alguma discrepância, seccionar a estrutura, preparar um índice e voltar a unir as secções por soldadura. Antes de terminar e polir a estrutura, fixar réplicas de pilar em latão ou uma tampa de proteção a cada cilindro de ouro utilizando pinos-guia. Isto destina-se a evitar qualquer dano no cilindro de ouro. A superfície do tecido da estrutura deve ser altamente polida para evitar a acumulação de placa, facilitando assim a manutenção por parte do paciente.

13. Fabrico de superestruturas

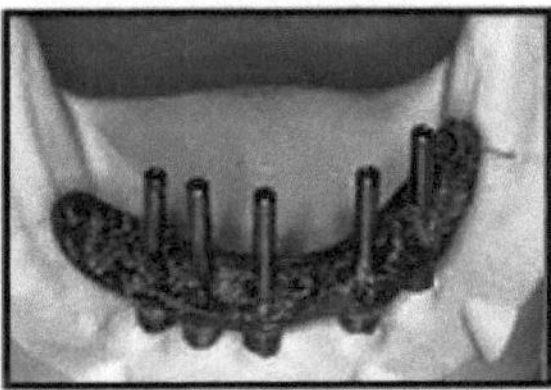

Fig. 71. Completed pattern for cast super structure.

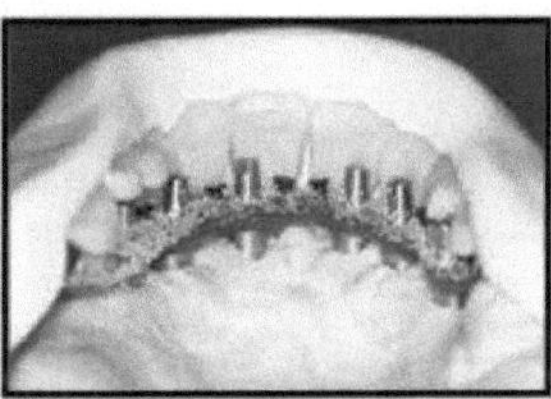

Fig. 72. Place the facial core with teeth and check the clearance between teeth and wax pattern.

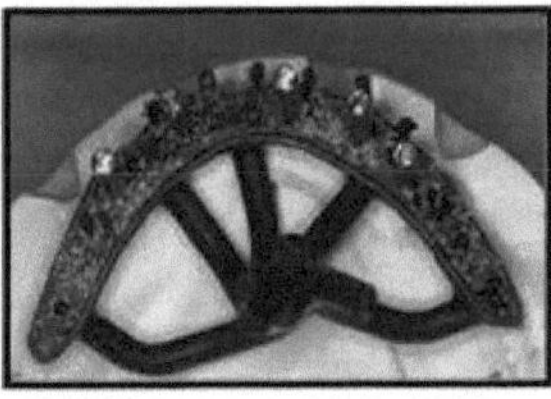

Fig. 73. Attach uniformly spaced sprues to the lingual surface.

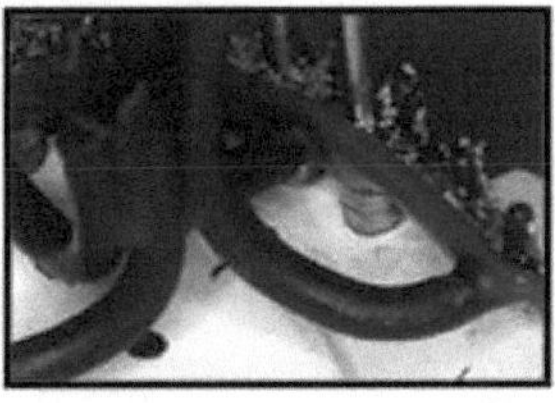

Fig. 74. Shows sprues attached between gold cylinders and below finish line. Note the curved arrangement.

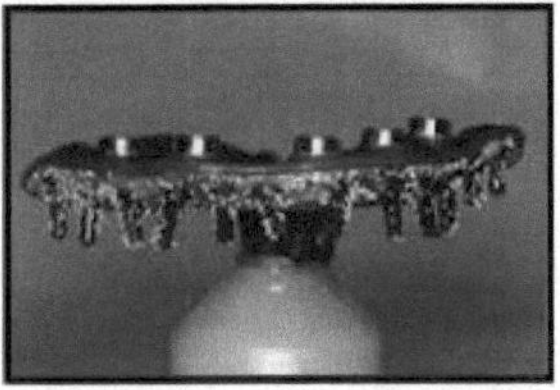

Fig. 75. Mount the wax pattern on a crucible former.

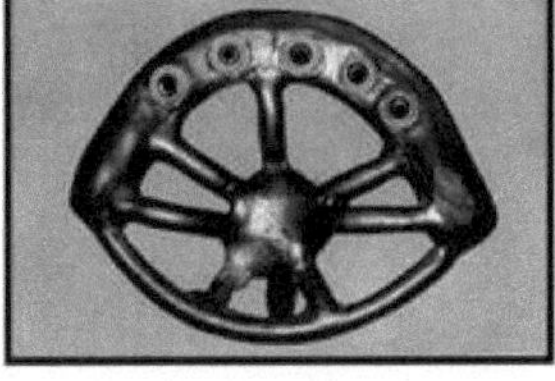

Fig. 76. Heels of the pattern can be connected to reduce cross arch shrinkage and distortion.

Fig. 71. Molde concluído para a superestrutura fundida.

Fig. 72. Colocar o corpo facial com os dentes e verificar a folga entre os

dentes e o padrão de cera.

Fig. 73. Fixar os sprues uniformemente espaçados na superfície lingual.

Fig. 74. Mostra os sprues fixados entre os cilindros dourados e abaixo da linha de acabamento. Note-se a disposição curvada.

13. Fabrico de superestruturas

Fig. 75. Montar o modelo de cera numa forma de cadinho.

Fig. 76. Os talões do modelo podem ser ligados para reduzir a retração e a distensão do arco transversal.

14. Fabrico de superestruturas

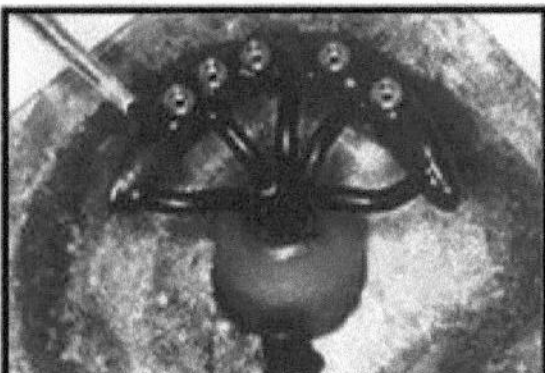

Fig. 77. Paint the pattern with a debubblizer.

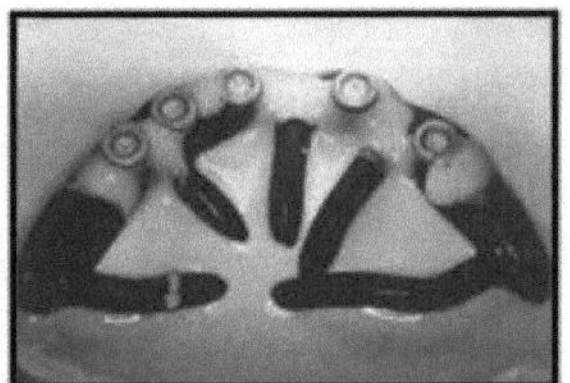

Fig.78. Paint the gold cylinders with investment and fill the mold with investment.

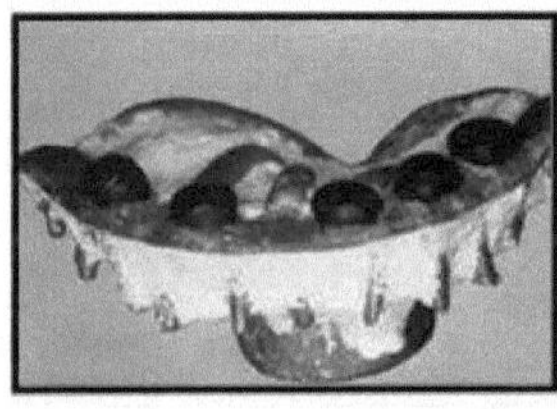

Fig. 79. After disinvesting cover the gold screws with wax and then sand-blast the casting.

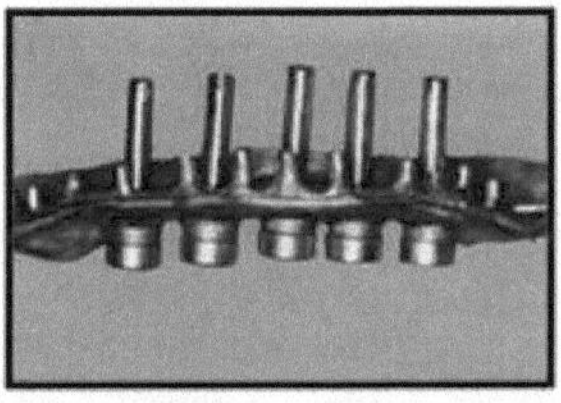

Fig. 80. Before trimming and polishing place protector caps with guide pins to protect gold cylinders.

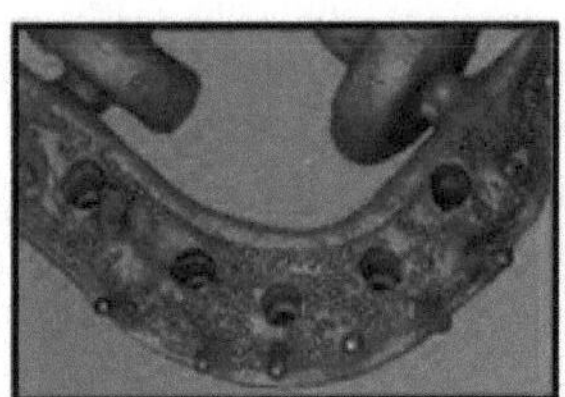

Fig. 81. Shows the acrylic resin surface of super structure.

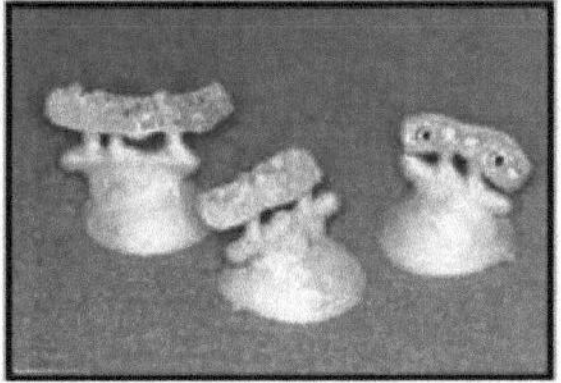

Fig. 82. Wax pattern can be cut into sections and casted in sections also.

Fig. 77. Pintar o padrão com um desborrachador.

Fig.78. Pintar os cilindros de ouro com revestimento e encher o molde com revestimento.

Fig. 79. Depois de desinvestir, cobrir os parafusos de ouro com cera e, em seguida, jato de areia sobre a peça fundida.

Fig. 80. Antes de aparar e polir, colocar tampas de proteção com pinos-guia para proteger os cilindros dourados.

14. Fabrico de superestruturas

Fig. 81. Mostra a superfície de resina acrílica da superestrutura.

Fig. 82. O modelo de cera pode ser cortado em secções e fundido também

em secções.

MÉTODO PROCERA DE FABRICO DE ESTRUTURAS[21]

A estrutura pode ser fresada a partir de titânio puro e é designada por sistema Procera. O sistema Procera é uma nova tecnologia CAD-CAM desenvolvida para fabricar a estrutura para próteses implanto-suportadas que tem origem numa técnica para fabricar coroas de titânio.

Esta estrutura maquinada procera é uma estrutura tudo-em-um fresada a partir de um bloco de titânio puro. Esta estrutura tudo-em-um apresenta as seguintes vantagens

1. Elevada biocompatibilidade
2. Baixo custo
3. Ajuste de precisão em comparação com a estrutura de ouro fundido
4. Método de fabrico

Na clínica, o dentista segue os mesmos procedimentos que para o fabrico de outros tipos de estruturas. Após a disposição dos dentes e a prova em cera, no laboratório o técnico fabrica um padrão em resina da estrutura pretendida. Em seguida, o padrão é enviado para tratamento computorizado das posições dos implantes, réplicas dos pilares e desenho da estrutura. O sistema CAD-CAM cria a estrutura a partir dos dados informáticos. Neste método, é possível obter uma posição exacta dos implantes e a relação entre eles sem a utilização de juntas soldadas. O ajuste obtido é melhor do que o das estruturas em liga de ouro fundido.

Após o fabrico da armação, esta deve ser experimentada no molde mestre para avaliar o seu ajuste. Se houver alguma discrepância, deve ser seccionada e soldada.

SECCIONAMENTO E SOLDADURA DA SUPRAESTRUTURA FUNDIDA

A estrutura metálica fundida, antes do acabamento final e do polimento, é verificada quanto ao seu encaixe no molde principal. Todos os cilindros de ouro da supraestrutura devem encaixar passivamente. O ajuste pode ser testado através de um teste de parafuso. Fixe a supraestrutura ao molde utilizando apenas um parafuso num dos pilares distais e verifique se a estrutura se está a levantar do outro lado. Se a estrutura estiver a levantar, então não encaixa e tem de ser seccionada e soldada. Aplica-se uma pressão alternada dos dedos na supraestrutura para localizar o ponto de fulcro para o movimento. A estrutura é seccionada nestes pontos de fulcro. Fixar as réplicas dos pilares aos cilindros de ouro utilizando pinos-guia e, em seguida, seccionar a estrutura com um disco ultrafino. Um corte fino efectuado reduz a quantidade de solda utilizada, aumentando assim a resistência da junta e minimizando a contração. Por vezes, pode ser necessário efetuar mais do que um corte para obter um ajuste passivo.

Posicionar as peças separadamente no molde utilizando pinos-guia. Alinhar as peças com resina. Para evitar qualquer possibilidade de movimento, fixar uma haste de broca sobre os calcanhares com resina. Desapertar os pinos-guia e remover a supraestrutura. Verificar o lado do tecido e remover se houver excesso de resina. Colocar uma folha de platina com cianoacrilato na parte inferior da articulação. Esta folha de platina proporcionará uma superfície lisa para a junta de soldadura e permitirá o fluxo completo da solda para o corte. Colocar a supraestrutura numa camada de revestimento para soldadura, expondo apenas a área a soldar. Se for feito um orifício ou canal no revestimento à volta da junta, evitar-se-á o retorno da tocha durante a soldadura.

15. Fabrico de superestruturas

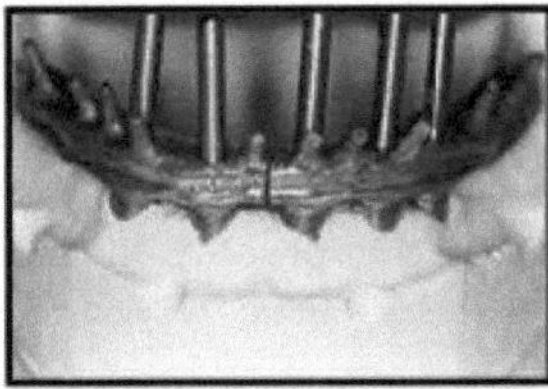

Fig. 83. Evaluate the fit of superstructure and if needed section it with an ultra-fine disc.

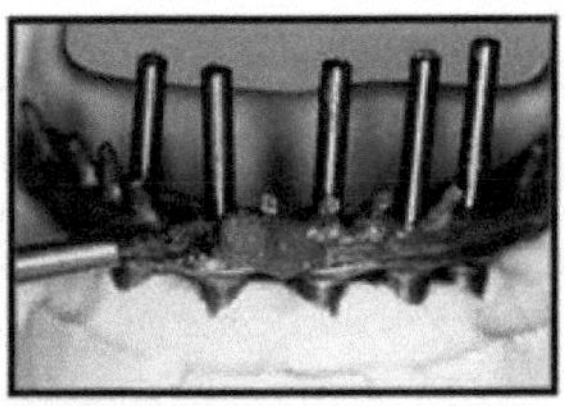

Fig. 84. Lock the sections in position and index them with resin.

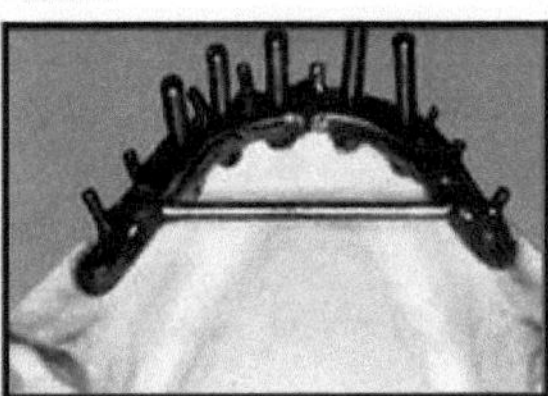

Fig. 85. A bur shank can be attached to strengthen the joint.

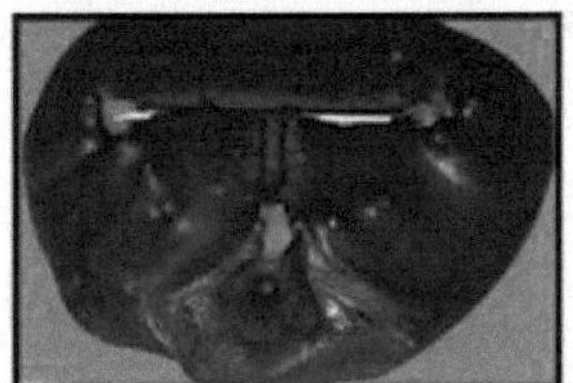

Fig. 86. Place the indexed superstructure in a pattie of investment.

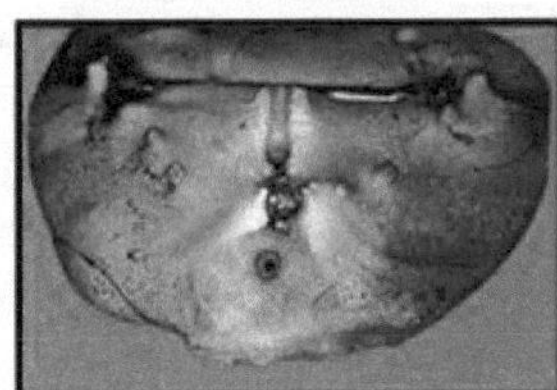

Fig. 87. Shows preheated investment. Place solder in the joint and complete soldering.

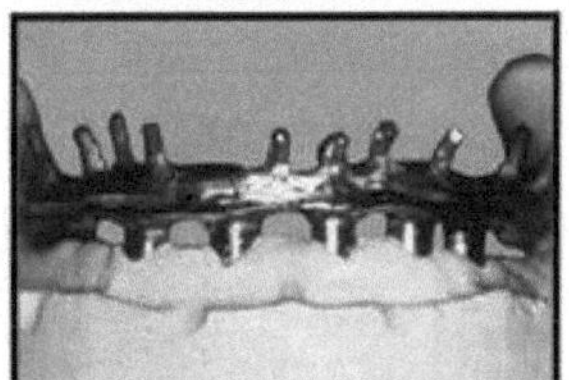

Fig. 88. Shows the soldered super structure. Note the improvement in the fit.

Fig. 83. Avaliar o ajuste da superestrutura e, se necessário, seccioná-la com um disco ultrafino.

Fig. 84. Bloquear as secções na posição e indexá-las com res in.

Fig. 85. Pode ser fixada uma haste de broca para reforçar a junta.

Fig. 86. Colocar a superestrutura indexada numa camada de revestimento.

15. Fabrico de superestruturas

Fig. 87. Mostra o revestimento pré-aquecido. Colocar a solda na junta e completar a soldadura.

Fig. 88. Mostra a superestrutura soldada. Note-se a melhoria do ajuste.

Soldadura - Soldadura com maçarico

> Depois de o revestimento estar endurecido, queimar a resina da junta com um maçarico e aquecer o revestimento por baixo para secar o revestimento e aumentar a temperatura da supraestrutura e do revestimento.

> Adicionar fluxo e duas tiras de solda dourada na junta. Manter o maçarico no sítio até atingir a temperatura suficiente e a soldadura estar concluída.

> Ter o cuidado de não sobreaquecer os cilindros de ouro para além dos seus pontos de

fusão (2.370^0 F).

Soldadura em forno

O procedimento é idêntico ao da soldadura com maçarico. Aqui, a queima da resina e o pré-aquecimento são efectuados no forno. Em seguida, o fluxo e a solda são colocados no local. Em seguida, deixa-se a temperatura do forno aumentar até ao ponto de fusão, facilitando a soldadura. Depois da soldadura, deixa-se arrefecer a estrutura e limpa-se a estrutura, lavando-a num banho de ácido. Em seguida, polir a junta com as tampas de proteção colocadas sobre os cilindros de ouro. Verificar o encaixe da estrutura no molde principal.

6.1.5 QUINTA VISITA CLÍNICA

TESTE DO QUADRO

Remover as tampas de cicatrização e enxaguar os detritos

↓

Verificar o ajuste dos pilares

↓

Avaliar o ajuste da superestrutura fundida

↓

Seccionar o quadro se houver desajuste

↓

Corrigir o desajuste por soldadura ou fundição ou EDM

↓

Alterar o elenco principal

Esta consulta destina-se a verificar o ajuste da supraestrutura nos pilares. Remova as tampas de cicatrização e enxagúe os resíduos e, em seguida, assente a estrutura para verificar o ajuste em todos os pilares. O ajuste pode ser avaliado através de vários métodos.

MÉTODOS DE AVALIAÇÃO DO AJUSTE DA ESTRUTURA DO IMPLANTE[23]

Pressão alternada dos dedos

Depois de assentar manualmente a prótese com a pressão dos dedos, aplique a pressão dos dedos alternadamente sobre os pilares terminais. Avaliar qualquer movimento da
e observe também qualquer movimento de saliva na junção do pilar da prótese. Qualquer movimento de balanço e/ou saliva indica desajuste. Este método é difícil de interpretar em próteses de curto alcance e em próteses com margens subgengivais.

Visão direta e sensação tátil

A visão direta e a sensação tátil com o explorador são utilizadas para avaliar o ajuste. É necessária uma iluminação adequada, ampliação e um bom explorador. A sensibilidade deste método depende do tamanho da ponta do explorador, da localização da margem e da destreza do médico. O desajuste nas margens subgengivais é difícil de detetar. Este método deve ser utilizado em conjunto com outros métodos para detetar o desajuste.

Radiografias

As radiografias periapicais efectuadas perpendicularmente ao eixo longo da junção implante-pilar podem ajudar a avaliar o ajuste, especialmente nas margens subgengivais. Devido às limitações anatómicas para posicionar a película, a sobreposição pode mascarar o desajuste presente.

Ensaio com um parafuso

Esta técnica é eficaz em estruturas de vãos longos, porque se existir alguma discrepância vertical, esta é ampliada no pilar terminal oposto. Neste método, aperta-se um parafuso num pilar terminal e observa-se a abertura no outro pilar terminal.

Ensaio de resistência do parafuso

Os parafusos de ouro são apertados um a um, começando pelo implante mais próximo da linha média até se sentir uma resistência inicial entre a cabeça do parafuso e a estrutura. É permitido um máximo de meia volta (180^0) para assentar completamente o parafuso e obter um binário de 10-15 Ncm. Se for necessária mais de meia volta para atingir o nível de aperto e de binário desejados, isso significa que o parafuso está desajustado. Este teste baseia-se no princípio de que o desajuste permitido é de 150µm, o que é igual a metade da distância entre as roscas do parafuso. Esta técnica só pode ser aplicada a parafusos protéticos de ouro da Nobel Biocare e noutros sistemas a distância entre as roscas varia.

Este teste de resistência do parafuso pode ser modificado adicionando uma fita colocada à volta do eixo da chave de fendas como uma bandeira. Chama-se a isto a técnica da bandeira. A bandeira de fita adesiva ajudará o médico a avaliar o grau de rotação quando o parafuso é apertado no sítio.

Divulgação de suportes e outros materiais

Os meios de revelação, como o verificador de ajuste, a pasta indicadora de pressão e as ceras de revelação, são utilizados para avaliar o ajuste. A presença de meios de revelação na superfície de contacto da estrutura indica um desajuste. Este método pode ser utilizado para a avaliação da margem supragengival e subgengival.

Instrumentos

Instrumentos como o Mylab, da Universidade de Washington, sistemas fotogramétricos 3-D e da Universidade de Michigan podem ser utilizados para avaliar o ajuste da estrutura. As discrepâncias até 10µm podem ser medidas com exatidão. Estes métodos são sensíveis à técnica, dispendiosos e necessitam de equipamento especial. Entre estes sistemas, apenas a fotogrametria 3-D pode ser utilizada intra-oralmente, sendo todos os outros métodos extra-orais. O Periotest é outro instrumento que pode ser utilizado. O Periotest é capaz de diferenciar desajustes iguais ou superiores a 100µm.

Para obter uma adaptação passiva, sugere-se que seja utilizada clinicamente uma combinação de todos estes métodos para avaliar a adaptação da estrutura.

Durante esta fase clínica de avaliação do encaixe da estrutura no pilar, se houver apenas uma discrepância, a estrutura deve ser seccionada e unida novamente utilizando qualquer um dos seguintes métodos: soldadura, técnica de fundição ou maquinação por descarga eléctrica.

FASE LABORATORIAL

6.1.5. a. CORRECÇÃO DE ERROS DE AJUSTAMENTO[24]

Método de soldadura

Após o corte da estrutura, esta deve ser alinhada nos pilares através de pinos-guia. Em seguida, deve ser efectuado um índice de soldadura. O procedimento de soldadura é o mesmo que o descrito e efectuado na fase laboratorial de prova da estrutura no modelo mestre.

Técnica Cast-to

Neste método, os cortes inferiores mecânicos devem ser preparados em cada extremidade cortada antes da indexação. Em seguida, as peças seccionadas devem ser alinhadas em posição e ligadas entre si com resina. O passo seguinte é fixar o sprue de cera de 12mm ou 10mm à junção. De seguida, todo o conjunto deve ser revestido utilizando a mesma técnica de revestimento seguida anteriormente. A fundição deve ser efectuada com a mesma liga utilizada para o fabrico da estrutura.

Maquinação por descarga eléctrica[22]

A maquinagem por descarga eléctrica é um processo que utiliza descargas eléctricas de alta energia para maquinar com precisão componentes metálicos. Neste processo, são geradas explosões de eletricidade ou faíscas entre o elétrodo de grafite/cobre e a peça de trabalho metálica. Estas faíscas corroem a subestrutura metálica em pequenas quantidades, de forma incremental.

A peça de trabalho é erodida em negativo na forma de eléctrodos. O processo ocorre num fluido dielétrico de óleo leve que actua simultaneamente como isolador, condutor e refrigerante. O calor no processo pode atingir até 3000^0 C a 5000^0 C.

A maquinação por descarga eléctrica é um procedimento industrial utilizado em medicina dentária para fabricar acessórios de precisão, coroas telescópicas, coroas de cerâmica de titânio, restaurações retidas por implantes de titânio e superestruturas metálicas retidas por barras para próteses fixas removíveis com implantes.

Este método de correção do desajuste necessita de uma nova relação intra-oral dos implantes.

1. Fixar as coifas de transferência de impressão e verificar o seu assentamento com um radiografia.
2. Ligar as coifas de impressão com fio de ligadura ortodôntica como um
e, em seguida, reforçá-lo com resina autopolimerizável. Depois de estar completamente endurecido, retire-o da boca e desinfecte-o. Colocar o análogo de implante de cobre em cada coping de transferência de impressão utilizando o pino-guia. Fixar um fio de cobre na parte inferior de cada análogo de implante para fornecer circuitos à máquina de maquinação por descarga eléctrica. Embutir estes análogos de implantes de cobre em gesso dentário de baixa expansão, de modo a que as extremidades dos fios fiquem livres para serem ligadas ao instrumento de maquinação por descarga eléctrica.
3. Depois de a pedra ter assentado, remover cuidadosamente o conjunto da coifa de transferência dos análogos de implante investidos. Verifique a precisão do bloco de gesso que contém o elétrodo análogo de cobre e os fios ligados. O conjunto da coifa de transferência de impressão pode ser utilizado posteriormente para corrigir a relação análoga no molde principal.
4. Posicionar a estrutura metálica sobre o bloco de eléctrodos analógicos e colocá-los no instrumento de maquinagem por descarga eléctrica. A maquinação tem lugar enquanto os componentes estão submersos num fluido dielétrico leve.
5. A maquinação deve continuar até que todos os cilindros de restauração estejam completamente assentes nos análogos de implantes de cobre.
6. Dependendo da quantidade de discrepância, pode ser necessário mais do que um bloco de eléctrodos analógicos. Porque os eléctrodos analógicos de cobre também sofrerão erosão durante o processo de maquinação.
7. Após a conclusão do processo, inspecionar a parte inferior da estrutura sob ampliação para verificar se o acabamento é liso e uniforme.
8. Limpar bem a estrutura e verificar o ajuste na boca do paciente e confirmar com radiografias.

Após a alteração do ajuste da estrutura, é verificado o seu ajuste na nova base feita com o índice. Mesmo o ajuste da estrutura pode ser experimentado clinicamente na boca do paciente.

ALTERAÇÃO DO MOLDE PRINCIPAL

O modelo mestre deve ser ajustado para se adaptar ao índice de soldadura ou ao conjunto da coifa de transferência da impressão. Coloque a estrutura alterada no molde principal para observar a réplica do pilar que impede o encaixe. Corte a réplica do pilar do molde principal com uma broca de carboneto. Em seguida, fixar a réplica do pilar ao cilindro de ouro correspondente. Colocar uma pequena mistura de pedra na ranhura e na réplica do pilar e posicionar a estrutura no molde principal. Fixar a estrutura no molde mestre utilizando pinos-guia na outra réplica de pilar inalterada. Remover o excesso de gesso e deixar assentar. Isto corrige a discrepância do modelo mestre.

6.1.5.b PROCESSAMENTO DA DENTIRA DE RESINA ACRÍLICA

O processamento pode ser efectuado utilizando resinas de cura por calor/cura química/cura por luz

↓

Aplicar o verniz na estrutura metálica

↓

Ligar a estrutura ao molde principal utilizando pinos de guia

↓

Colocar o conjunto do dente indicador em posição e fixar os dentes da prótese na estrutura

↓

Os pinos-guia em posição fornecem orifícios de acesso na prótese

↓

Retirar a estrutura do molde principal e fixar a réplica do pilar de latão aos cilindros de ouro para os proteger durante o processamento

↓

Processar a prótese com qualquer resina de eleição

↓

Acabar e polir a prótese

A prótese fixa implanto-suportada pode ser processada utilizando resinas de cura térmica ou química ou de cura ligeira. Podemos selecionar qualquer uma das resinas e o seu método de processamento, mas a prótese acabada deve ter

1. Orifícios de acesso para permitir que os parafusos de ouro sejam aparafusados através dos cilindros de ouro para os parafusos do pilar. Para obter os orifícios de acesso, coloque pinos-guia de 20 mm em cada um dos cilindros de ouro.

16. Avaliação da adequação do quadro e correção

Fig. 89. Experimentar a peça fundida e verificar o ajuste entre os cilindros de ouro e os pilares

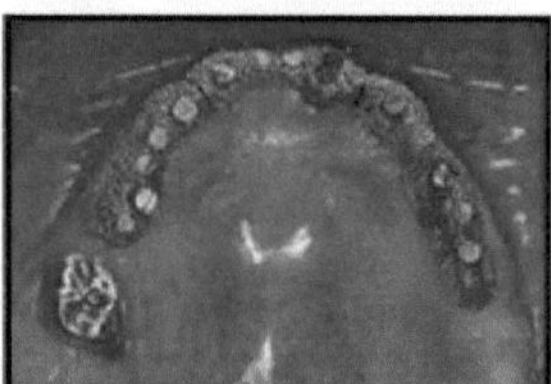

Fig. 89. Try-in the casting and check the fit between gold cylinders and abutments. If needed section them.

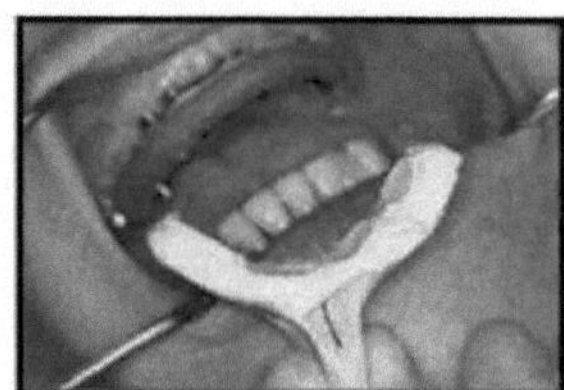

Fig. 90. Lute the sections with resin, cover the facial surface with wax.

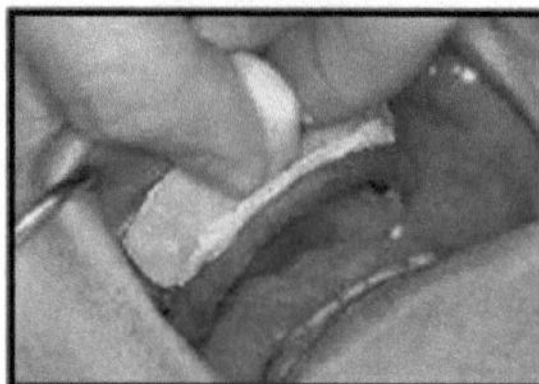

Fig. 91. Make an index with quick-set stone, using the small facial-surface tray.

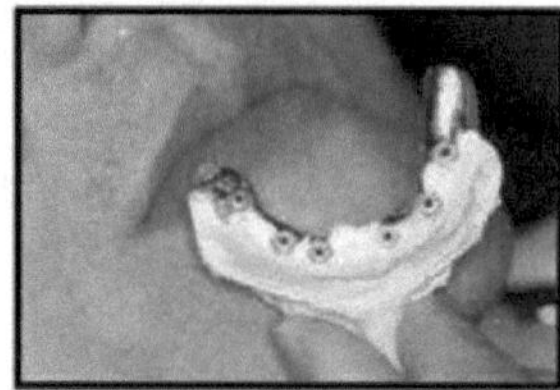

Fig. 92. After the stone is set, unscrew the guide pins and remove the solder core.

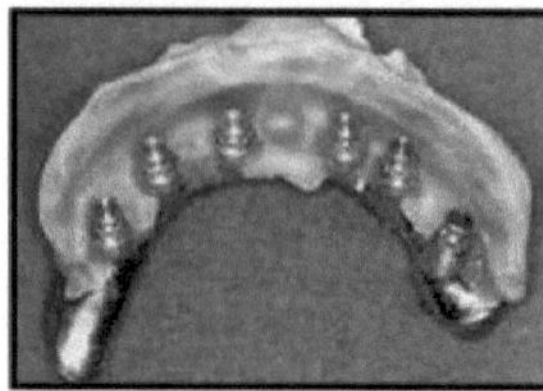

Fig. 93. Connect abutment replicas and flow a thin layer of wax around all abutment replicas.

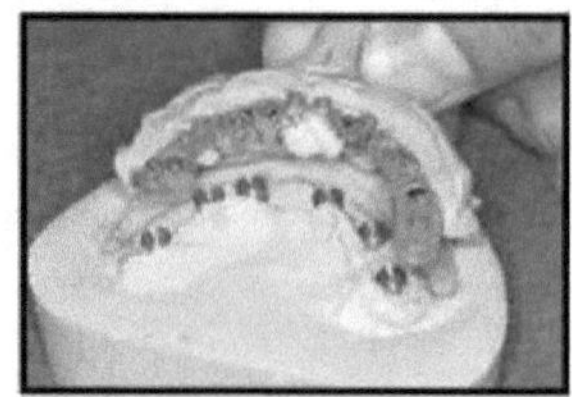

Fig. 94. After the stone is set, unscrew the guide pins and remove the core impression.

Se necessário, seccioná-los.

Fig. 90. Laminar as secções com resina, cobrir a superfície facial com cera.

Fig. 91. Efetuar um índice com pedra de presa rápida, utilizando o pequeno tabuleiro para a superfície facial.

Fig. 92. Após o assentamento da pedra, desaparafusar os pinos-guia e retirar o núcleo de solda.

16. Avaliação da adequação do quadro e correção

Fig. 93. Ligue as réplicas do pilar e aplique uma camada fina de cera à volta de todas as réplicas do pilar.

Fig. 94. Após o assentamento da pedra, desaparafusar os pinos-guia e retirar a impressão do núcleo.

2. Cilindros de ouro não danificados, pelo que devem ser protegidos durante o processamento.

Para proteger os cilindros de ouro, fixar as réplicas do pilar de latão aos cilindros de ouro utilizando os pinos-guia. Assim, os pinos-guia ajudam a obter o orifício de acesso e a proteger o cilindro de ouro.

3. A oclusão deve ser estabelecida de forma a que os dentes das duas partes em consola entrem em contacto com os dentes opostos apenas em oclusão cêntrica. Os dentes diretamente suportados pelos implantes devem suportar as forças de desoclusão.

Se necessário, a estrutura metálica pode ser revestida com opaco para obter uma boa estética.

Antes de avançar com o processamento efetivo, coloque a estrutura acabada no modelo mestre e fixe-a na posição com pinos-guia. Colocar o conjunto dos dentes indicadores faciais sobre o molde mestre. Se houver alguma interferência, ajustar os dentes da prótese ou, se necessário, efetuar pequenas alterações na estrutura.

Processamento com resina de cura a quente

1. Encerar os dentes da prótese em posição no molde mestre com o índice como guia através do acesso lingual no índice.
2. Remover o índice facial e completar o enceramento no molde principal.
3. Quando finalizado, remova o enceramento e coloque as réplicas modificadas do pilar (sem a parte retentiva com superfície lisa) ou as réplicas de latão em posição com pinos-guia de 20 mm de comprimento. Adicione uma camada de cera aos pinos-guia.
4. Não necessitamos do molde mestre para o processamento com cura por calor. Apenas a estrutura metálica com o enceramento é processada.
5. Flasking.

17. Conclusão do enceramento

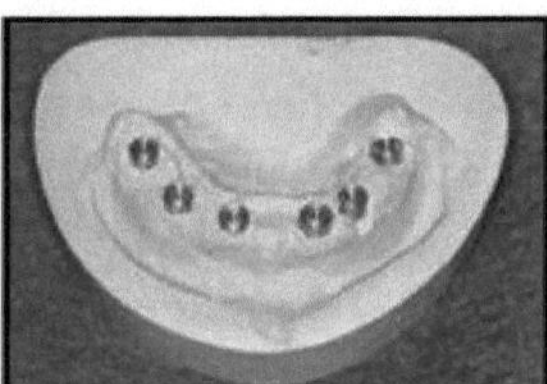

Fig. 95. Shows the solder index duplicating the intra-oral abutment position.

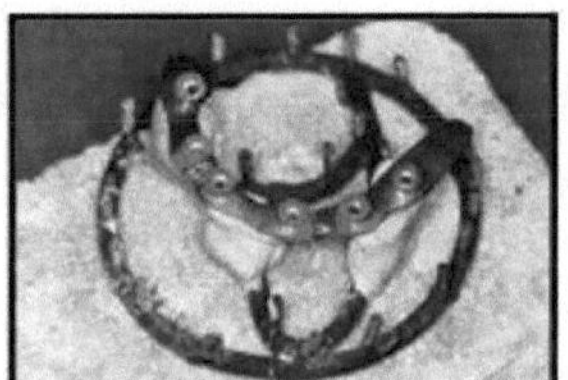

Fig. 96. Solder the units using a soldering stand.

Fig. 95. Mostra o índice de solda duplicando a posição do pilar intra-oral.
Fig. 96. Soldar as unidades utilizando um suporte de soldadura.

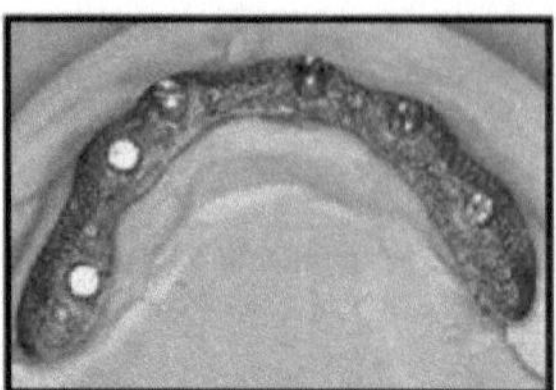

Fig. 97. Try-in the super structure on the soldering index and check the cylinder-abutment fit.

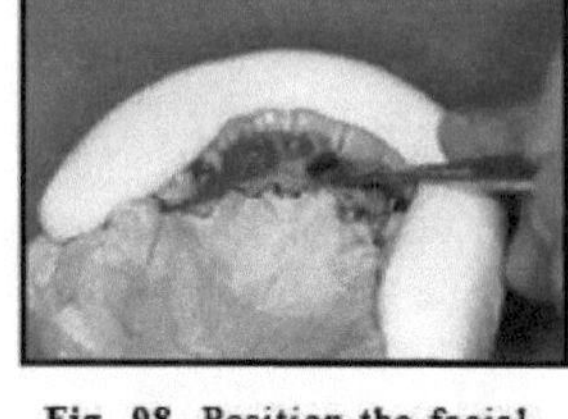

Fig. 98. Position the facial core and fill the gap between teeth and super structure with wax.

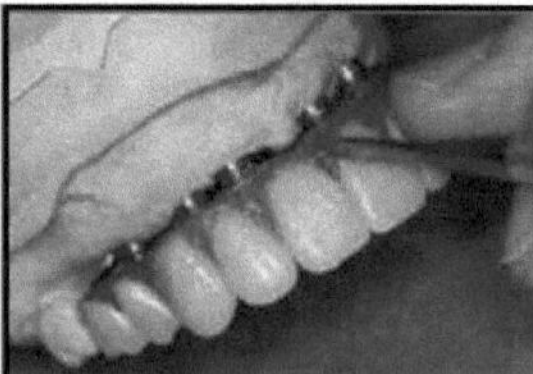

Fig. 99. Complete the wax-up

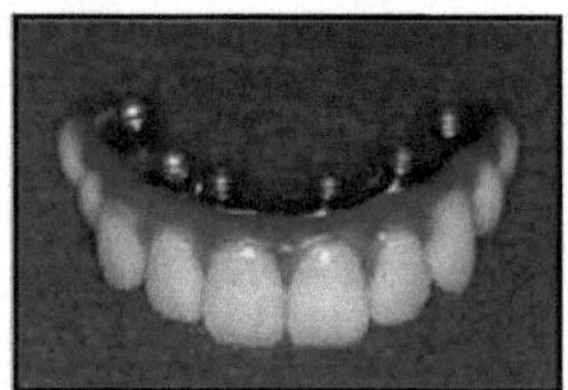

Fig. 100. Shows the completed wax-up. Note the finish line in relation to the gold cylinders.

Fig. 97. Experimentar a superestrutura no índice de soldadura e verificar o encaixe cilindro-pilar.

Fig. 98. Posicionar o núcleo facial e preencher o espaço entre os dentes e a superestrutura com cera.

Fig. 99. Concluir o enceramento

Fig. 100. Mostra o enceramento completo. Note-se a linha de chegada em relação aos cilindros dourados.

(**Cortesia**: *Implant Laboratory Procedures: A Step-by-Step Guide* A John Wiley & Sons, Inc., Publication)

Método 1

a. Investir todo o conjunto em gesso na metade inferior do frasco, de modo a que as réplicas do pilar e a metade inferior da estrutura fiquem submersas na pedra do laboratório.

b. Após a presa do gesso, aplicar o meio de separação. Misturar o lab stone numa consistência fina e aplicar sobre as superfícies dentárias e os contornos gengivais. Colocar a metade superior do frasco em posição e encher o frasco com lab stone até ao topo dos pinos guia.

c. Depois de esta porção estar endurecida, aplicar o meio de separação e encher o espaço restante do frasco com pedra de laboratório e fechar a tampa.

Método 2 - É semelhante ao processamento de próteses parciais

a. Colocar o conjunto estrutura - wax-up em gesso na metade inferior do frasco. O gesso é levado sobre as superfícies oclusais e incisais dos dentes, expondo os pinos-guia e um pequeno acesso na superfície lingual.

b. Depois de o gesso ter sido aplicado, cobrir a janela de acesso com silicone. Isto evita a quebra do gesso à volta dos pinos de guia.

c. Aplicar os meios de separação no reboco exposto e verter o resto para completar o frasco.

6. Ferver completamente a cera, aplicar um meio de separação e embalar a resina acrílica e processá-la de acordo com as instruções do fabricante.

7. Após a cura da resina acrílica, retirar os pinos-guia e polir a resina acrílica. Durante o acabamento e o polimento, os cilindros de ouro devem ser protegidos.

18. Processamento com resina de cura a quente

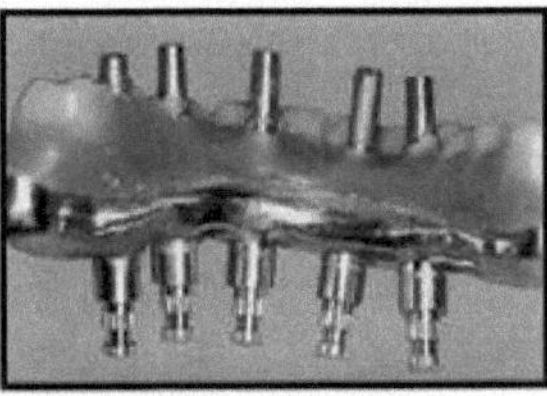

Fig. 101. Connect abutment replicas to waxed denture with 20mm guide pins.

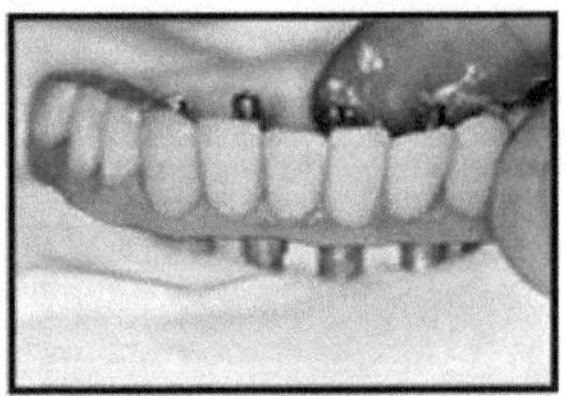

Fig. 102. Flask the assembly. Do not use the cast for processing.

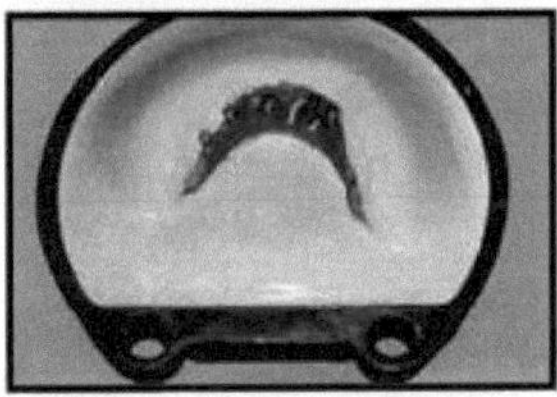

Fig. 103. Investing in the lower half is completed. Note the projecting guide pins.

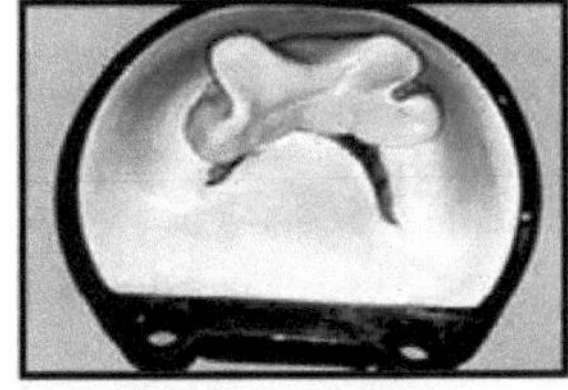

Fig. 104. Place silicone over the access window and guide pins.

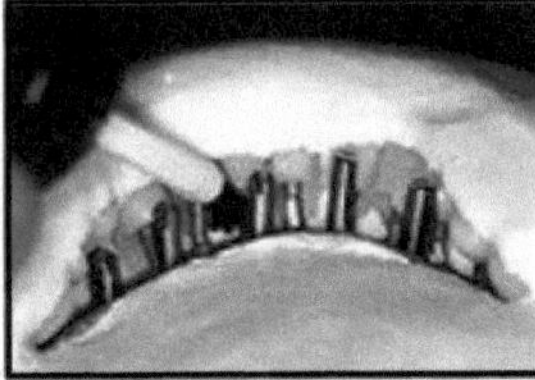

Fig. 105. Apply separating medium and process the denture by conventional methods.

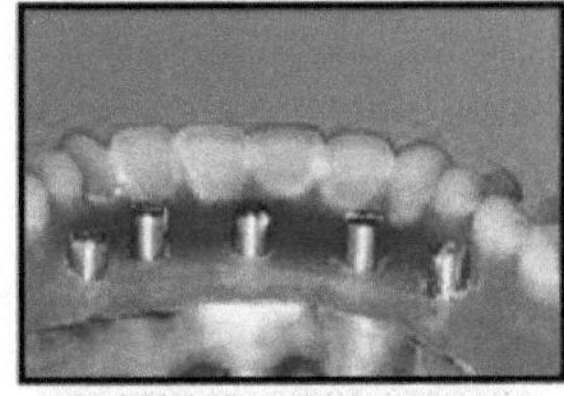

Fig. 106. Shows the processsed denture and the guide pins being removed from them.

Fig. 101. Ligar as réplicas do pilar à prótese encerada com pinos-guia de 20 mm.

Fig. 102. Lavar o conjunto. Não utilizar o molde para processamento.

Fig. 103. O investimento na metade inferior está concluído. Observar os pinos-guia salientes.

Fig. 104. Colocar silicone sobre a janela de acesso e os pinos-guia.

18. Processamento com resina de cura a quente

Fig. 105. Aplicar o meio de separação e processar a dentadura pelos métodos convencionais.

Fig. 106. Mostra a dentadura em processo e os pinos-guia a serem removidos.

Processamento com resina de cura química

Este método de processamento é preciso, uma vez que a prótese é suportada por uma grande estrutura metálica.

1. Colocar a armação sobre a peça de trabalho no molde de trabalho, utilizando pinos-guia.
2. Adicione cera na extremidade posterior da prótese para criar orifícios de acesso para verter a resina de autopolimerização.
3. Utilizar uma pedra dentária para bloquear o espaço entre a estrutura e o molde. Alisar a superfície e fazer uma ranhura de orientação em forma de V antes de o gesso assentar.
4. Lubrifique o molde e faça um índice de massa de silicone sobre o molde e deixe-o assentar.
5. Retirar os dentes da prótese do enceramento, limpar a cera e reposicioná-los no índice de massa.
6. Aplicar o material de separação no molde de trabalho e colocar o índice de massa em posição com cera pegajosa.
7. Misturar a resina de autopolimerização e verter num dos orifícios de acesso, enchendo o material em excesso através do outro orifício.
8. Colocar o molde na panela de pressão e deixar curar.
9. Remova a matriz de silicone depois de a resina ter endurecido.
10. A prótese pode ser colocada após o acabamento e polimento.

Processamento com resina fotopolimerizável

Este método evita os possíveis danos que podem ocorrer com a colocação de próteses de resina acrílica em frasco e com a remoção do frasco. Utiliza resina fotopolimerizável de cor rosa.

A retenção da resina composta pode ser melhorada através da aplicação de uma camada de ligação silanizada utilizando silicoater. Após a conclusão da superestrutura fundida, é aplicada uma camada de SiOx-C utilizando silicoater. Os pinos-guia que estão revestidos com SiOx-C devem ser substituídos por pinos-guia novos, caso contrário seria impossível remover os pinos-guia da prótese de resina composta.

19. Processamento com resina de cura química

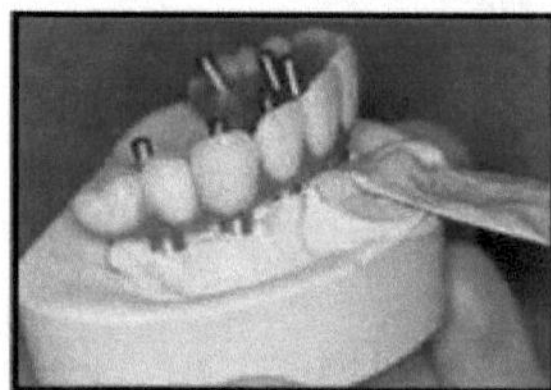

Fig. 107. Block out the under cuts with stone.

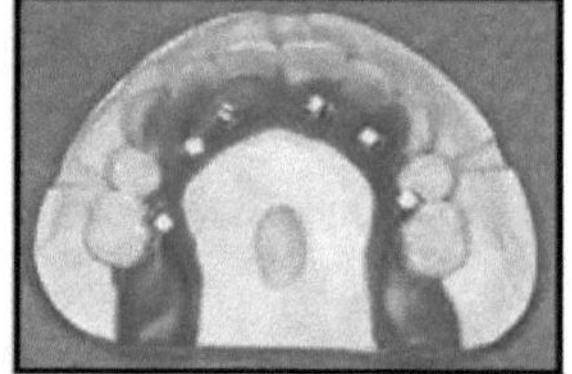

Fig. 108. Place orientation marks on the cast and place wax bilaterally to make access holes.

Fig. 107. Bloquear os cortes inferiores com pedra.

Fig. 108. Colocar marcas de orientação no molde e colocar cera bilateralmente para fazer orifícios de acesso.

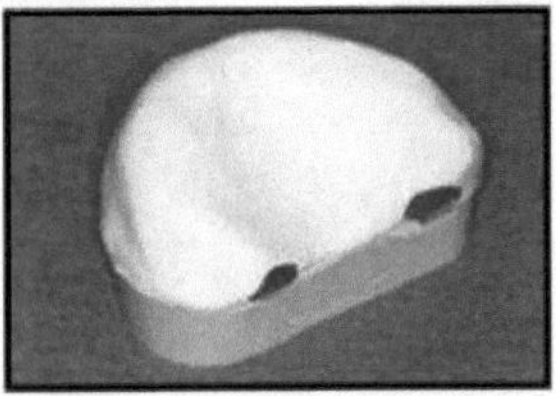

Fig. 109. Make a silicone mold over the entire wax-up.

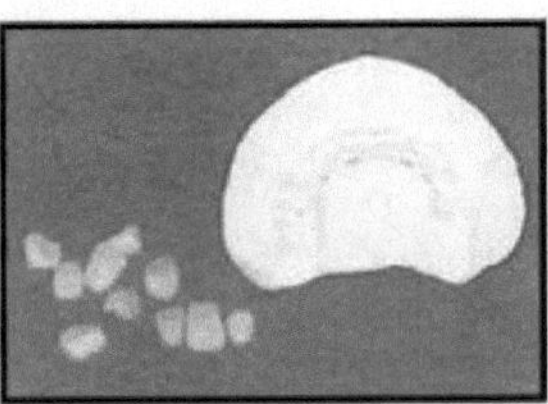

Fig. 110. Boil-out the wax and clean residue from teeth.

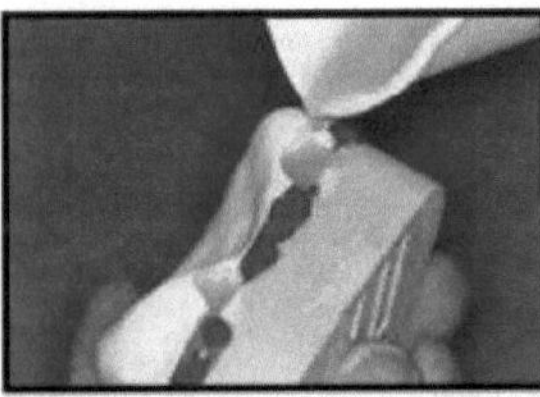

Fig111. Pour resin into access hole until it flows out through the other. Cure it in pressure pot.

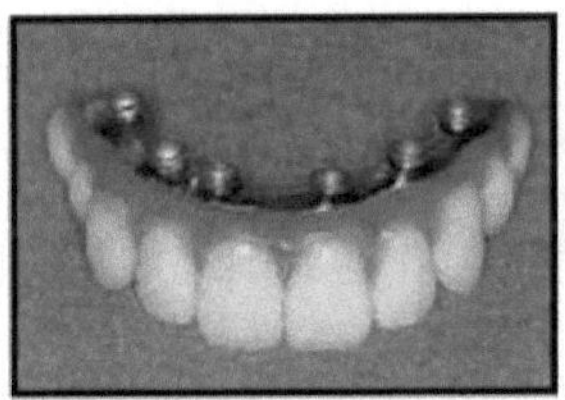

Fig112. Finish and polish the prosthesis.

Fig. 109. Fazer um molde de silicone sobre todo o enceramento.
Fig. 110. Ferver a cera e limpar os resíduos dos dentes.
Fig111. Deitar a resina no orifício de acesso até sair pelo outro. Curar a resina num recipiente sob pressão.
Fig112. Acabamento e polimento da prótese.

(**Cortesia**: *Implant Laboratory Procedures: A Step-by-Step Guide* A John Wiley & Sons, Inc., Publication)

20. Processamento com resina fotopolimerizável

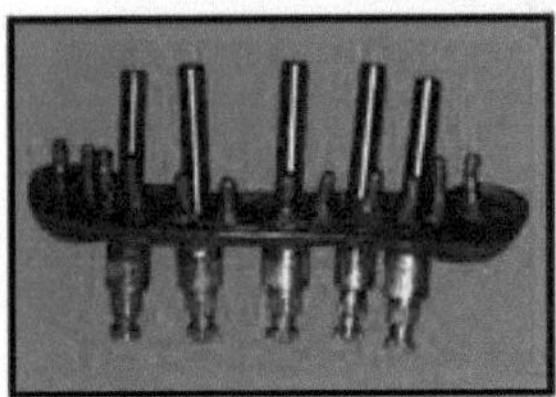

Fig113. The super structure must be silicoted. Note the new guide pinsconnected after silicoting.

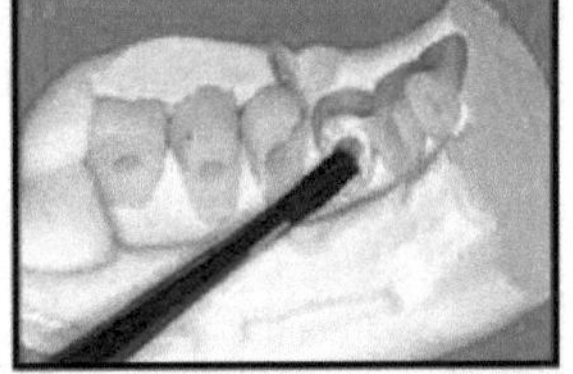

Fig114. Apply composite resin adhesive to the teeth.

Fig113. A superestrutura deve ser silicatada. Observar os novos pinos-guia ligados após a silicagem.
Fig114. Aplicar o adesivo de resina composta nos dentes.

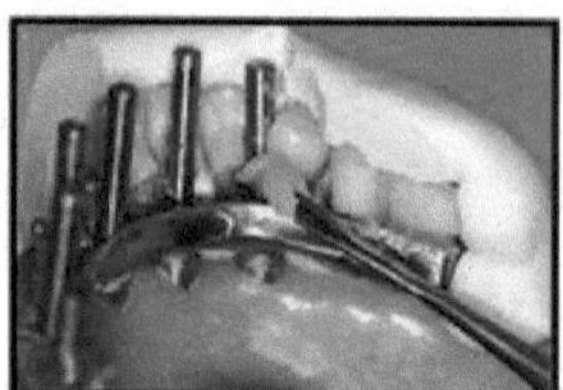

Fig115. Lute the individual teeth in position with pink color resin.

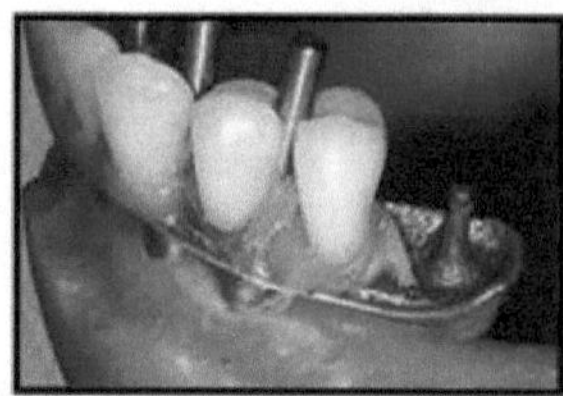

Fig116. Showing the facial build-up of resin.

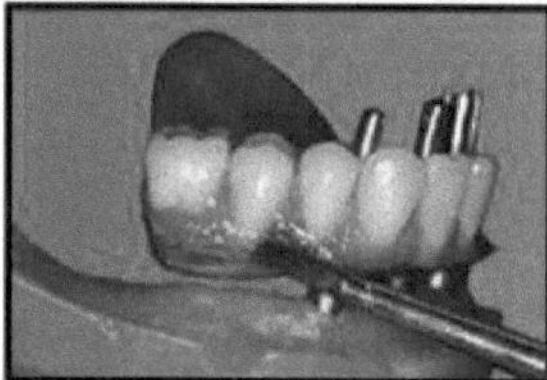

Fig117. Apply a layer of surface finisher.

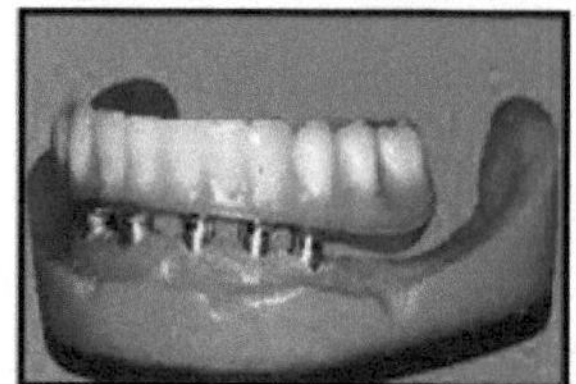

Fig118. Shows the completed light-cured composite resin prosthesis.

Fig115. Colocar os dentes individuais em posição com cor-de-rosa.
Fig116. Mostrando o acúmulo facial de res in.
Fig117. Aplicar uma camada de acabamento de superfície.
Fig118. Mostra a prótese completa de resina composta fotopolimerizável.

(**Cortesia**: *Implant Laboratory Procedures: A Step-by-Step Guide* A John Wiley & Sons, Inc., Publication)

O metal pode ser coberto por uma camada de opaco para melhorar a estética.

1. Utilizando o conjunto do dente indicador, posicionar corretamente os dentes da prótese, na sua posição.
2. Fixar os dentes de resina com resina composta cor-de-rosa fotopolimerizável.
3. Continuar a construção até que o contorno facial e lingual desejado tenha sido estabelecido.
4. Aplicar uma camada de acabamento composto para dar brilho à restauração acabada.
5. Manter este conjunto numa unidade de fotopolimerização e deixá-lo curar.

Este método evita a produção de frascos, a embalagem e a remoção de frascos. Não necessita de equipamento de processamento de resina acrílica. É mais rápido e requer menos tempo quando comparado com a técnica convencional de processamento de resina. Após a correção dos erros de processamento, as próteses são acabadas e polidas. Agora estão prontas para serem entregues.

6.1.6 SEXTA VISITA CLÍNICA

6.1.6. a ENTREGA DE DENTES

Verificar o ajuste da prótese em todos os pilares

↓

Selecionar os parafusos dourados e posicioná-los nos canais de acesso

↓

O aperto deve ser efectuado na ordem transversal e deve ser igual

↓

Verificar a oclusão

↓

Selar temporariamente os orifícios de acesso da prótese com guta-percha

↓

Volte a chamar após 2 semanas e verifique o ajuste da estrutura de oclusão, a posição do parafuso de ouro e a manutenção da higiene oral

↓

Apertar progressivamente o parafuso dourado

↓

Após o aperto completo, selar permanentemente o canal de acesso

↓

Chamar regularmente o doente para verificar a manutenção da higiene

A prótese encaixar-se-ia passivamente nos pilares, uma vez que o ajuste da estrutura já foi verificado. Se o ajuste for impreciso, pode dever-se a erros de processamento do acrílico. Nesse caso, a peça de resina deve ser reprocessada.

1. Selecione os parafusos de ouro e posicione-os nos canais da prótese.

Estão disponíveis três tipos de parafusos de ouro:

Parafuso de ouro tipo cónico, parafuso de ouro hexágono interno e parafuso de ouro tipo ranhura. A seleção do parafuso de ouro depende do cilindro de ouro que é utilizado na estrutura.

Cilindro de ouro	**Parafuso dourado**
Cilindro de ouro de tipo antigo de 4 mm Cilindro de ouro de 4 mm de novo tipo Cilindro de ouro de 3 mm de novo tipo	Apenas parafuso cónico de ouro Parafuso dourado hexagonal interno Ranhura para parafuso dourado

2. Ao apertar os parafusos dourados, aperte-os em cruz e não na sua sequência ou ordem.
3. Os parafusos de ouro devem ser apertados de forma igual. Se um parafuso de ouro for apertado excessivamente, a prótese pode ficar distorcida e causar uma distribuição incorrecta da força oclusal nos encaixes do implante.
4. Verificar a oclusão depois de fixada na posição. Verificar se a orientação anterior exclui os dentes posteriores sobre a porção do cantilever e se não ocorrem interferências nesta região durante os movimentos excêntricos.

É preferível selar temporariamente a prótese fixa, para que os parafusos possam ser apertados progressivamente durante o período de ajuste. Assim, os orifícios de acesso devem ser temporariamente selados. Para obter uma vedação temporária, preencha o canal com algodão compactado e utilize guta-percha para vedar a parte restante do canal. Os canais de acesso só podem ser selados permanentemente depois de os parafusos de ouro estarem completamente apertados. Após quatro a seis semanas, se os tecidos gengivais estiverem saudáveis e o doente mantiver uma boa higiene oral, o canal de acesso pode ser selado permanentemente. É muito importante colocar uma pequena pelota de algodão ou guta-percha sobre os parafusos de ouro antes de selar o canal com resina composta. Isto destina-se a permitir um acesso mais fácil, caso seja necessário numa data posterior.

21. Entrega de próteses

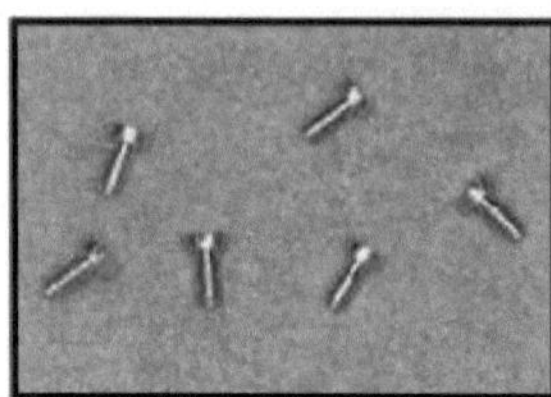

Fig119. Flat-head old screws used for fixing the prosthesis.

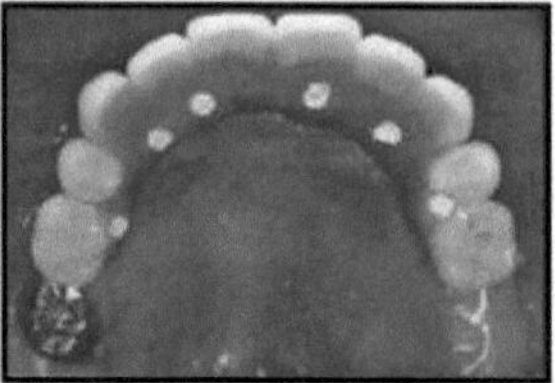

Fig120. Seal the access holes with temporary filling material.

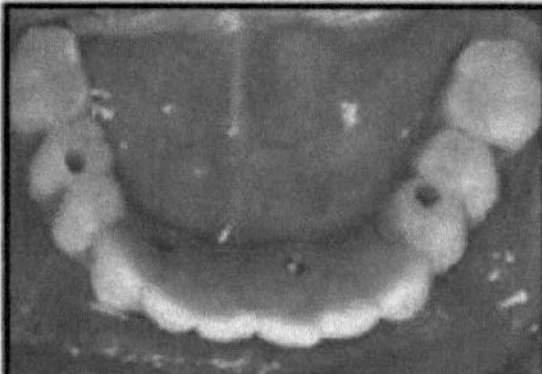

Fig. 121. After 2 weeks evaluate occlusion, fit, and remove temporary filling material.

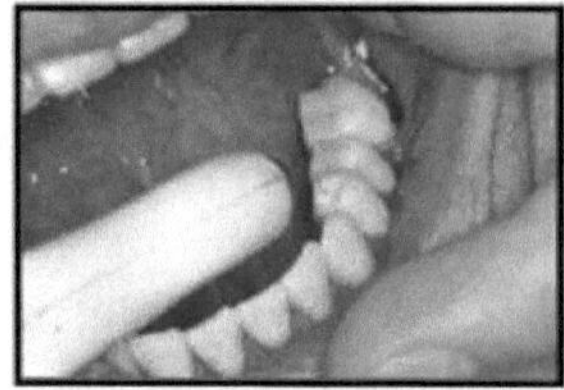

Fig. 122. Place small amount of gutta-percha and fill the remaining with composite and cure it.

Fig119. Parafusos antigos de cabeça plana utilizados para fixar a prótese.
Fig120. Selar os orifícios de acesso com material de enchimento temporário.
Fig. 121. Após 2 semanas, avaliar a oclusão, ajustar e remover o material de enchimento temporário.
Fig. 122. Colocar uma pequena quantidade de guta-percha e preencher o restante com compósito e curar.

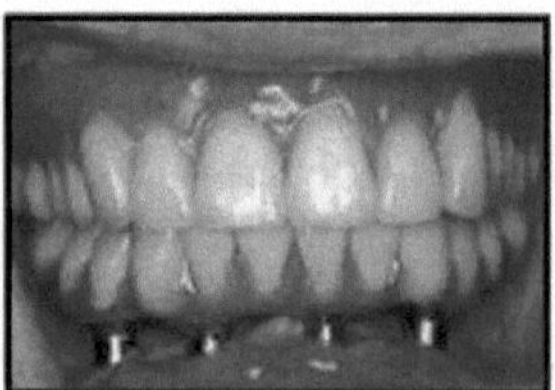

Fig. 123. Intraoral view of fully bone anchored mandibular prosthesis.

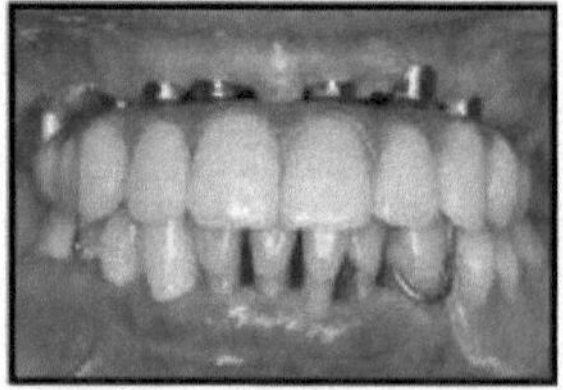

Fig. 124. Intraoral view of fully bone anchored maxillary prosthesis.

Fig. 123. Vista intra-oral da prótese mandibular totalmente ancorada no osso.
Fig. 124. Vista intra-oral da prótese maxilar totalmente ancorada no osso.
(**Cortesia**: *Implant Laboratory Procedures: A Step-by-Step Guide* A John Wiley & Sons, Inc., Publication)

22. Outros modelos

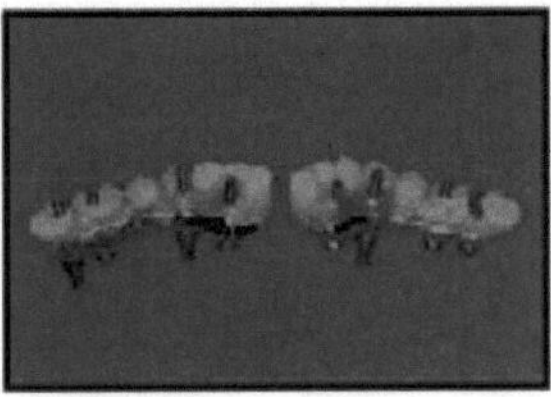

Fig125. Frame work can be split in the midline.

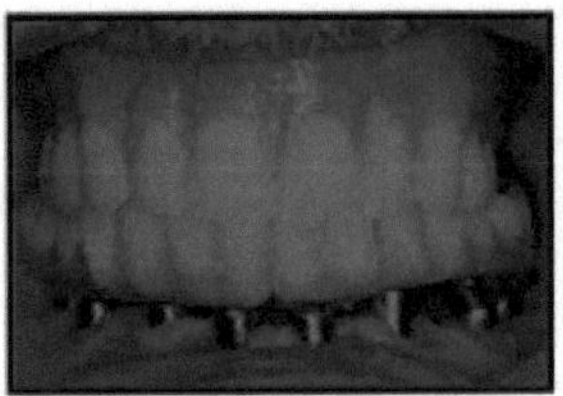

Fig126. Intra oral view, showing the prosthesis in place.

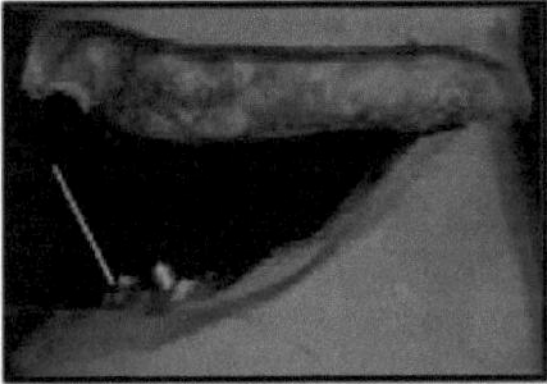

Fig. 127. Shows a misaligned implant that would result in esthetically compromised prosthesis.

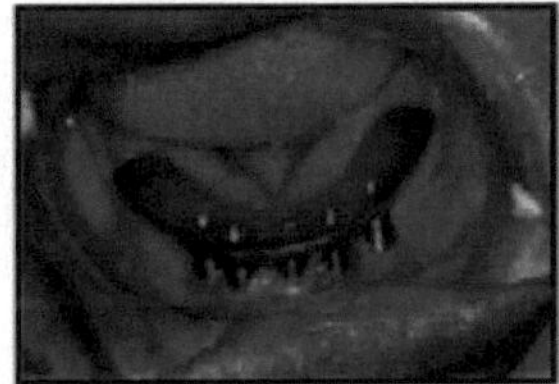

Fig. 128. First frame work that is to be positioned on the implants.

Fig125. A armação pode ser dividida na linha média.
Fig126. Vista intra-oral, mostrando a prótese colocada.
Fig. 127. Mostra um implante desalinhado que resultaria numa prótese esteticamente comprometida.
Fig. 128. Primeira armação que deve ser colocada sobre os implantes.

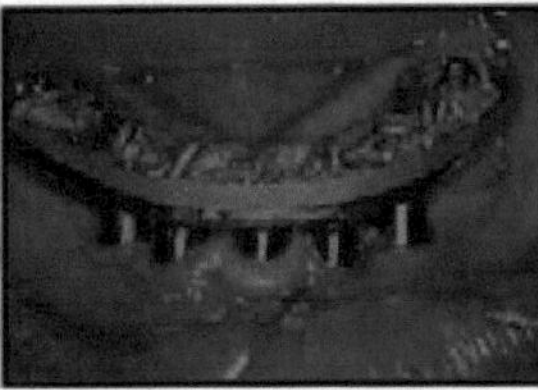

Fig. 129. Second frame work that is to retain the acrylic resin prosthesis.

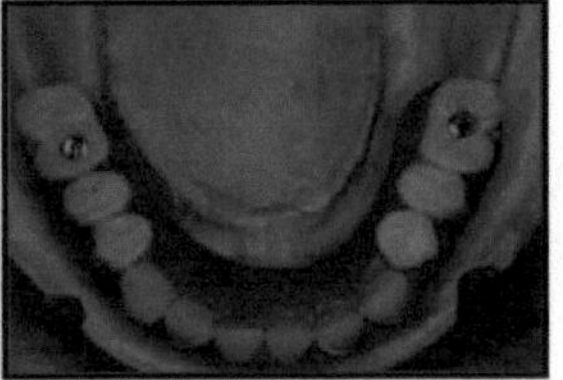

Fig. 130. Occlusal view of the wax-up showing the location of the retention screws in the esthetic area.

Fig. 129. Segundo trabalho de moldura para manter a prótese de resina acrílica.
Fig. 130. Vista oclusal do enceramento mostrando a localização dos parafusos de retenção na área estética.

(Cortesia: *Implant Laboratory Procedures: A Step-by-Step Guide* A John Wiley & Sons, Inc., Publication)

6.2 PRÓTESES COMPLETAS FIXAS CIMENTADAS[1], [4]

A moldagem preliminar e a moldagem final, o fabrico do molde mestre, o registo das relações da mandíbula e a seleção dos dentes são idênticos aos descritos anteriormente. Após o registo do arco facial e a transferência dos moldes para um articulador semi-ajustável, complete a disposição dos dentes da prótese. Avaliar as próteses de prova em cera quanto à estética e à aprovação do doente. Até este passo, é semelhante ao fabrico de próteses aparafusadas.

SELECÇÃO DO PILAR

Até à fase de prova de cera, é semelhante ao fabrico de próteses aparafusadas

Fazer um índice do padrão de cera

Ligar os pilares modificáveis ao molde principal

Avaliar o percurso comum de inserção com o inspetor

a. Preparar os pilares com 2 - 60 para obter uma trajetória comum
b. Se o desvio for maior, utilizar pilares fundíveis para obter uma via de inserção comum.

Ligue os pilares modificáveis aos análogos de implantes no modelo mestre. Avaliar o caminho comum de inserção utilizando um inspetor dentário. Prepare os pilares com uma conicidade de 2 - 6^0 para desenvolver o trajeto de inserção e obter uma retenção e forma de resistência adequadas. Se a trajetória de inserção se desviar consideravelmente, então podem ser utilizados pilares fundíveis para otimizar as angulações. O conjunto de dentes indicadores é utilizado para verificar a folga entre os dentes e os pilares.

FABRICO DE ESTRUTURAS

Vedar os orifícios de acesso aos parafusos do pilar

Aplicar o espaçador de matriz nos pilares e fazer um padrão de cera para a estrutura

Fundir o quadro

Verificar o ajuste passivo no molde principal

Verificar o ajuste passivo na boca do paciente, ligando os pilares modificados e a estrutura

Vede temporariamente o orifício de acesso do parafuso do pilar de cada pilar preparado com material polimerizado ligeiro provisório. Aplique duas camadas de espaçador de matriz sobre a superfície dos pilares no modelo mestre. O desenho da estrutura é semelhante ao da prótese híbrida convencional, mas sem os orifícios de acesso aos parafusos. A estrutura é encerada e fundida da mesma forma. Experimente o ajuste da estrutura nos pilares ligados ao modelo de gesso. Utilizar meios de revelação para avaliar o ajuste e ajustar a estrutura em conformidade. Ajustar a estrutura até obter um ajuste passivo. Coloque o conjunto dos dentes indicadores e verifique a folga.

Remova o vedante temporário dos pilares preparados. Conecte os pilares aos suportes de implantes na boca na posição correta. Avalie o ajuste da estrutura nos pilares intra-oralmente utilizando meios de revelação. Assim que o ajuste passivo for alcançado, remova os pilares dos encaixes do implante e ligue os pilares de cicatrização.

Processamento da prótese

Utilizando o índice, fazer um enceramento na estrutura

Completar o enceramento e efetuar uma prova clínica

Processar a prótese, fazer o acabamento e o polimento

Introduzir na boca do paciente e efetuar a remontagem clínica

Entregar a prótese e fazer um acompanhamento regular

No laboratório, colocar os dentes da prótese em posição na estrutura metálica com o conjunto dos dentes indicadores como guia. Completar o enceramento e efetuar uma prova em cera para verificar as relações maxilo-mandibulares. Durante a prova de cera, os pilares preparados têm de ser ligados às estruturas do implante. Os pilares podem ser deixados em posição até à entrega final da prótese. Nesse caso, a prótese provisória do paciente deve ser aliviada e revestida com um revestimento resiliente.

O processamento da restauração não necessita do molde mestre, porque a prótese fixa não entra em contacto com os tecidos. Por isso, apenas a estrutura com enceramento é preparada e processada. Os aspectos internos da estrutura que encaixam nos pilares têm de ser bloqueados com material de silicone. Em seguida, é efectuado o método de processamento habitual. A prótese processada deve ser acabada e polida e, em seguida, deve ser efectuada uma remontagem clínica para obter uma oclusão adequada. De seguida, a prótese pode ser cimentada com cimento provisório. O cimento provisório é sugerido para facilitar a recuperação da prótese. Remover todo o excesso de cimento e verificar se existe algum cimento no sulco. Devem ser dadas instruções de higiene oral adequadas e o doente deve ser agendado para consultas regulares de revisão.

23. Próteses completas retidas com cimento

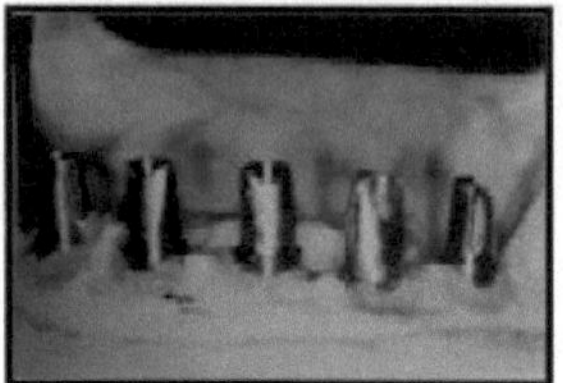

Fig. 131. Prepared abutments on the master cast.

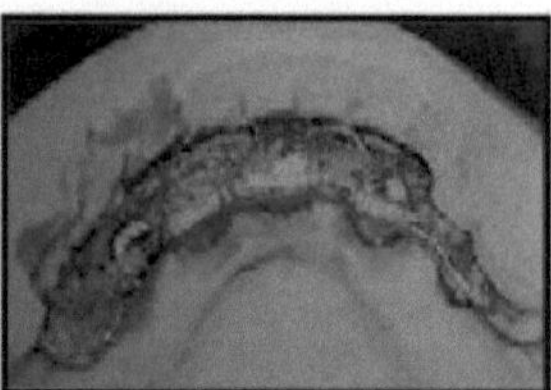

Fig. 132. Cast framework fitted to abutments on the master cast with tooth index.

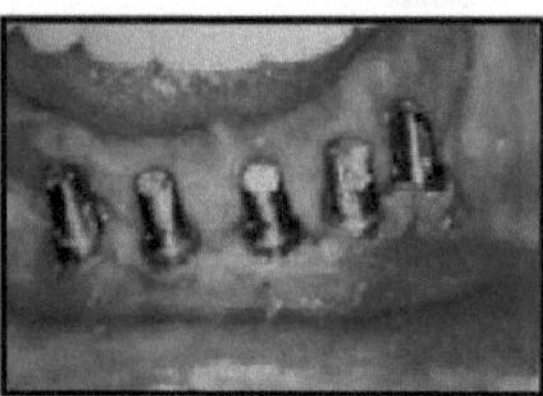

Fig. 133. Intraoral view of pre- pared abutments on the implants.

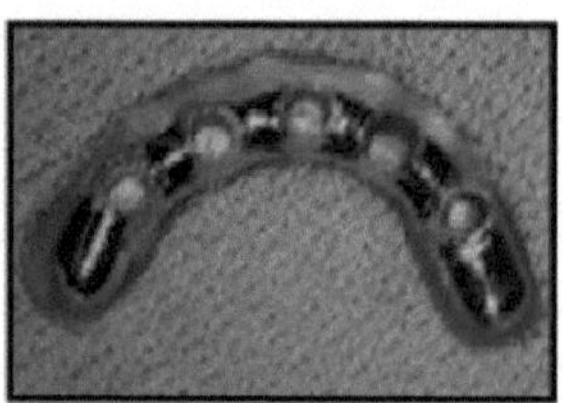

Fig. 134. Intaglio surface of the processed prosthesis.

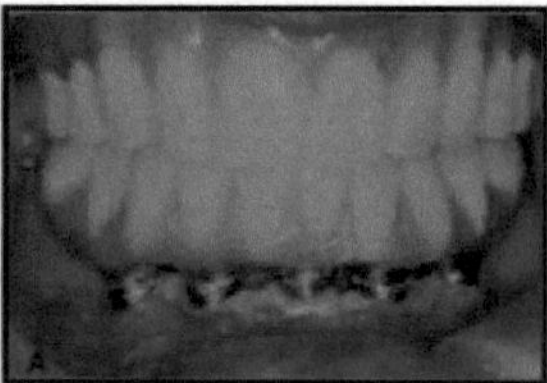

Fig. 135. Frontal view of definitive prosthesis.

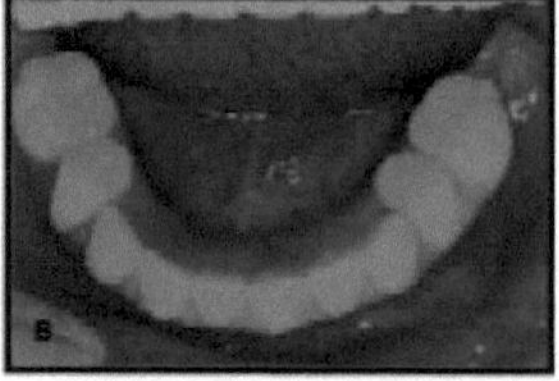

Fig. 136. Occlusal view showing the absence of access holes, providing optimum esthetics and occlusion.

Fig. 131. Pilares preparados no molde mestre.
Fig. 132. Estrutura de gesso montada em pilares no molde mestre com índice de dentes.
Fig. 133. Vista intra-oral dos pilares pré-fabricados sobre os implantes.
Fig. 134. Superfície em talhe-doce da prótese processada.
23. Próteses completas retidas com cimento
Fig. 135. Vista frontal da prótese definitiva.
Fig. 136. Vista oclusal mostrando a ausência de orifícios de acesso, proporcionando uma estética e oclusão óptimas.

(**Cortesia**: *Implant Laboratory Procedures: A Step-by-Step Guide* A John Wiley & Sons, Inc., Publication)

7.1 COMPARAÇÃO DE VÁRIAS SOBREDENTADURAS

As próteses completas removíveis suportadas por implantes são normalmente do tipo sobredentadura. As próteses sobrepostas são úteis em situações como

1. Tratamento de pacientes com defeitos pós-cirúrgicos e congénitos.
2. Em doentes com defeitos nos tecidos moles ou duros, em que a estética pode ser melhorada aumentando ou diminuindo a espessura do material da base da prótese.
3. No tratamento de pacientes deficientes, uma vez que permite uma fácil manutenção da higiene oral.

Estas sobredentaduras são classificadas como retidas por implantes e suportadas por implantes com base nos seus desenhos, no método de fixação e no apoio recebido dos implantes e dos tecidos moles. As sobredentaduras implanto-suportadas requerem 4 a 6 implantes, mais frequentemente colocados antes do forame metálico, ligados por uma superestrutura de barra rígida. A superestrutura da barra tem acessórios de sobredentadura que retêm a prótese amovível e transmitem a força ao osso. A sobredentadura suportada por implantes tem a estabilidade de uma prótese fixa e é amovível, facilitando assim a manutenção da higiene oral. As próteses sobredentárias implanto-suportadas necessitam de dois ou mais implantes e a retenção é obtida através de acessórios de precisão ligados aos implantes. A prótese obtém apoio tanto do implante como dos tecidos moles.

As próteses removíveis, quando comparadas com outros tipos de próteses completas, têm muitas vantagens, tais como

Próteses sobre implantes removíveis Vs próteses completas convencionais

1. Prevenir a perda óssea
2. Manter a estética facial
3. Reduz / elimina o movimento da prótese
4. Cria uma oclusão reproduzível da relação cêntrica
5. Melhora a eficiência da mastigação e a força oclusal
6. Melhora a retenção e estabilidade da prótese e a fala
7. Reduzir / eliminar o tamanho do flange da prótese

Próteses sobre implantes removíveis Vs próteses sobre implantes convencionais

1. Os implantes suportados sobre dentaduras não dependem dos pilares naturais que são altamente variáveis e que estão comprometidos devido a doença periodontal.
2. Ao contrário das dentaduras tradicionais, os implantes podem ser colocados em locais específicos planeados.
3. Os pilares dos implantes são saudáveis, rígidos e proporcionam um bom sistema de suporte

Próteses sobre implantes removíveis Vs Próteses completas sobre implantes fixas[27]

1. As próteses sobrepostas requerem menos implantes.
2. Elimina a necessidade de procedimentos de enxerto ósseo.
3. Requerem uma colocação de implante menos específica quando comparada com a prótese fixa.
4. Melhorar o suporte labial e a estética facial.
5. Facilidade de manutenção da higiene e facilidade de reparação.
6. A remoção da sobredentadura durante a noite controla a parafunção nocturna.
7. Requer consultas protéticas mais curtas, taxas laboratoriais reduzidas e menos implantes, todos estes factores reduziram o custo global.

As desvantagens associadas às próteses sobrepostas são

1. É necessário um espaço interarcos suficiente. As sobredentaduras mandibulares requerem um espaço superior a 12 mm entre a crista óssea e o plano oclusal. Quando o espaço é menor, resulta em fadiga e fratura do componente.
2. A perda óssea que ocorre na parte posterior é 2 a 3 vezes maior do que a observada em utilizadores de próteses completas convencionais.
3. Pode não satisfazer o desejo do doente. Muitos doentes optam pelo tratamento com implantes porque não querem retirar a prótese.

7.2 CONCEPÇÃO DE UMA PRÓTESE REMOVÍVEL

As próteses sobre implantes removíveis podem ser próteses sobre implantes retidas ou totalmente suportadas por implantes.

A sobredentadura retida por implantes[30] obtém a sua retenção a partir de implantes através dos encaixes de precisão e é suportada pelos tecidos. É semelhante a uma sobredentadura convencional que obtém a retenção dos dentes naturais. A retenção destas próteses sobre implantes pode ser obtida utilizando um dos seguintes acessórios (i) barra e clipe/clipes (ii) bola e anéis de vedação (iii) ímanes (iv) revestimentos macios resilientes (v) acessórios ERA (vi) acessórios Ceka-Revax, etc.

A sobredentadura suportada por implantes obtém o seu suporte totalmente a partir de implantes. São semelhantes a uma prótese completa fixa suportada por implantes, com a única diferença de que o paciente pode remover a prótese sozinho, o que lhe permite manter uma melhor higiene oral. Este tipo de prótese tem uma superestrutura metálica para suportar a prótese. A superestrutura pode ser aparafusada ou cimentada com acessórios de precisão incorporados[29] . A fixação de precisão proporciona retenção para a prótese e torna-a destacável.

Outro método de tratamento de uma condição completamente desdentada é a utilização de uma prótese fixa anterior suportada por implantes para suportar uma extensão distal RPD[28] . A prótese fixa anterior é incorporada com acessórios de precisão. A RPD ganharia retenção a partir de um encaixe de precisão colocado na prótese fixa anterior. Este método é uma boa alternativa para uma prótese completa totalmente ancorada no osso, uma vez que evita implantes múltiplos, cantilever posterior e procedimentos de enxerto.

Depois de analisar as vantagens e desvantagens da sobredentadura, pode ser selecionada uma prótese retida ou suportada por implantes. Em conformidade, as fixações dos implantes devem ser colocadas e permitir a sua completa osteointegração. Na segunda fase da cirurgia, as fixações devem ser expostas e ligadas a pilares de cicatrização. A construção da sobredentadura pode ser iniciada duas a três semanas após a segunda fase da cirurgia.

7.3 PRÓTESES SOBRE IMPLANTES[45, 46]

As sobredentaduras podem ser totalmente suportadas por implantes, necessitando de 4 a 6 implantes ligados por uma superestrutura de barra. Este tipo de prótese recebe apoio diretamente da superestrutura da barra e transmite a força ao osso. Este tipo de prótese proporciona uma estabilidade semelhante a uma prótese fixa com todos os benefícios de uma sobredentadura amovível.

O passo na construção deste tipo de sobredentadura é muito semelhante aos passos na construção de dentaduras completas fixas aparafusadas. O procedimento é o mesmo até à prova de cera e à criação do índice das próteses de prova aprovadas.

> Construir o padrão de cera para a estrutura de fundição semelhante à prótese fixa.

> Fixar os moldes de fixação moldáveis (Patrix) ao molde de cera.

> Examinar e aparar a barra encerada para assegurar o paralelismo entre as superfícies

facial e lingual.

> Verificar o espaço para os dentes da prótese e a resina utilizando o índice.

> Moldar, investir e fundir o modelo e depois recuperá-lo.

> Verificar o encaixe no molde principal. Se necessário, seccione e solde as juntas.

> Avaliar o ajuste na boca do paciente.

> Fresar a estrutura para um cone 2-30 na direção do lado oclusal utilizando uma fresadora.

> Posicionar a estrutura fresada no molde mestre e bloquear os cortes inferiores entre a barra e o molde de pedra.

> Colocar o componente de rasgo de chaveta (matriz) do encaixe na barra fresada (se preferir, os encaixes de rasgo de chaveta podem ser adicionados à prótese utilizando resina autopolimerizável depois de completar o processamento da prótese).

> Construção da superestrutura. Os dentes da prótese e a resina são processados sobre a superestrutura. Esta superestrutura, por sua vez, recebe a retenção da barra ligada aos implantes. A superestrutura pode ser construída da seguinte forma:

(a) **Construção de superstruturas metálicas**

- Formar uma concha termoformada sobre a estrutura ligada ao molde principal.
- Cortar o excesso da casca.
- Acrescentar contas de plástico na concha para reter o acrílico.
- Moldar, investir e fundir a superestrutura.
- Remover e verificar o encaixe na estrutura utilizando meios de revelação.

(b) **Superestrutura de resina acrílica** - Este procedimento necessita de um duplicado do molde principal, uma vez que o molde seria danificado neste procedimento.

- Colocar uma tira de cera de boxe no rebordo para dar espessura ao rebordo.
- Adaptar a cera da placa de base sobre a estrutura do molde e a crista edêntula.
- Verificar o espaço para a resina e os dentes utilizando o conjunto dentes-índice.
- Encha o frasco e processe a base da prótese sobre a barra fresada, utilizando resina heatcure.
- Recuperar cuidadosamente a superestrutura acrílica sem qualquer dano.

> Posicionar a superestrutura sobre a barra fresada ligada ao molde principal.

> Utilizando o conjunto dos dentes indicadores, alinhar os dentes da prótese com a superestrutura. Completar o enceramento da prótese de sobredentadura.

> Efetuar um ensaio clínico com a barra ligada à boca do paciente.

> Processar a sobredentadura utilizando resina de cura por calor através do procedimento convencional.

> Conectar a barra fresada na boca do paciente e inserir a prótese de sobredentadura.

i. Verificar a estética, a fonética, a oclusão e a estabilidade.

ii. Instruir o doente sobre a remoção e a colocação da prótese, a manutenção da higiene oral e a realização de consultas periódicas

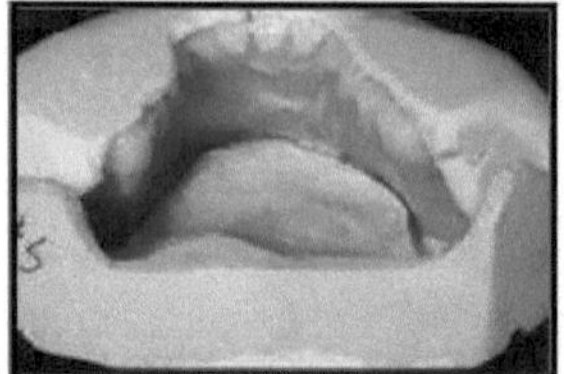

Fig. 231. Make an index on the trial denture that is approved.

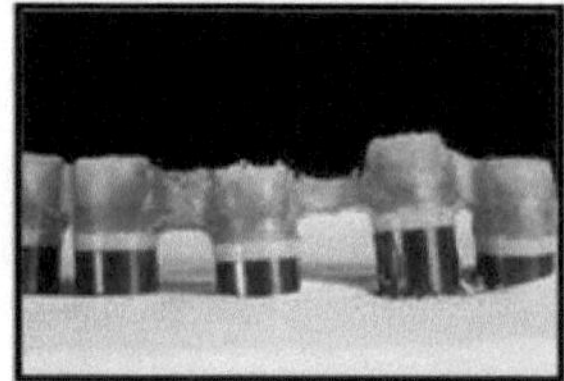

Fig. 232. Using plastic abutment coping make a framework for bar fabrication.

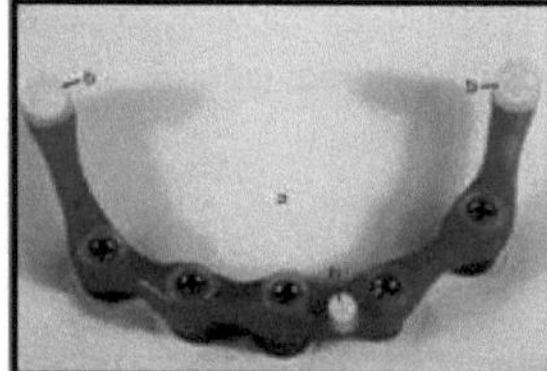

Fig. 233. Shows the complete bar framework. (b) Indicates the castable attachment patterns.

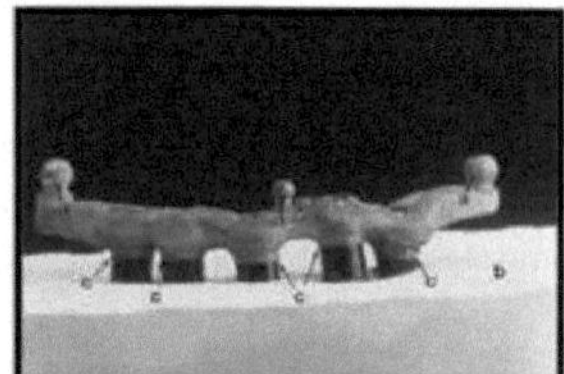

Fig. 234. Shows the casted framework with keyway components for ball attachments.

Fig. 231. Fazer um índice na dentadura de ensaio que foi aprovada.
Fig. 232. A utilização de uma coifa de pilar de plástico para fazer uma estrutura para o fabrico de barras.
Fig. 233. Mostra a estrutura completa da barra. (b) Indica os padrões de fixação do molde.
Fig. 234. Mostra a estrutura fundida com componentes de ranhura para fixação de esferas.

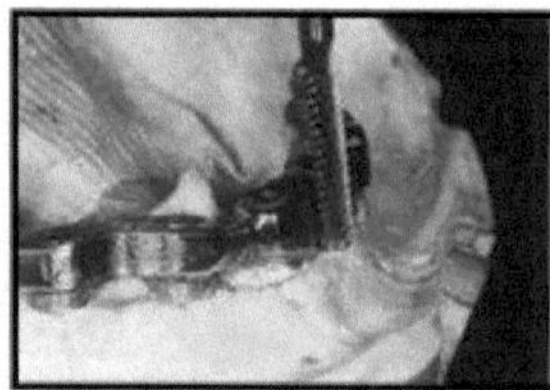

Fig. 235. Mill the cast bar to 2-3° taper occlusally.

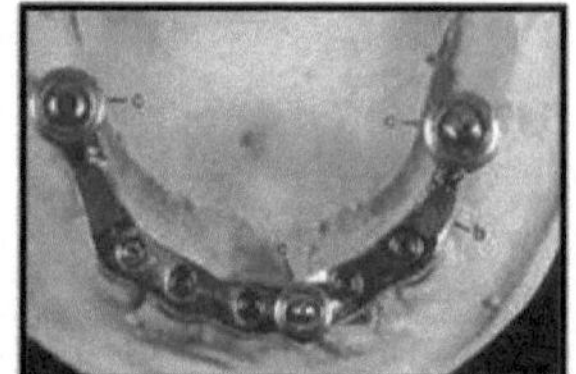

Fig. 236. Blockout under cut below the completed bar (b). Attach the key components of ball attachments(c).

Fig. 235. Fresar a barra fundida com um cone 2-30 oclusal.
Fig. 236. Bloqueio sob o corte abaixo da barra concluída (b). Fixar os componentes principais das fixações esféricas (c).

(**Cortesia**: *Implant Laboratory Procedures: A Step-by-Step Guide* A John Wiley & Sons, Inc., Publication)

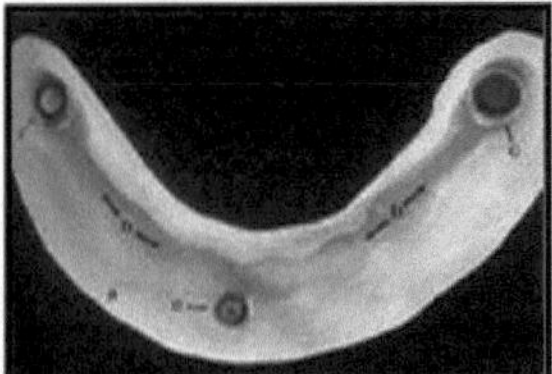

Fig. 237. Process a layer of heat cure resin over the bar to form a resin shell with the ball retainers.

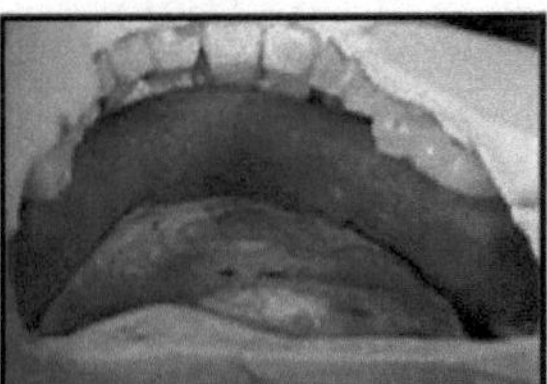

Fig. 238. After processing the resin shell check the clearance with index-teeth assembly.

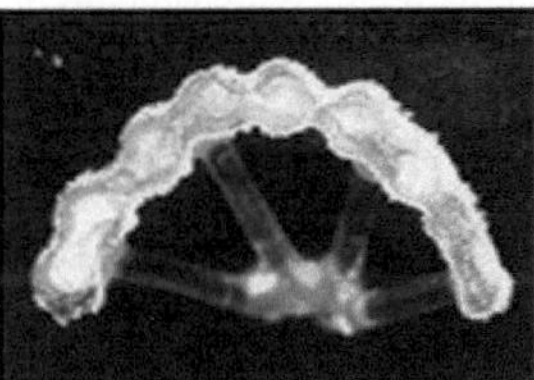

Fig. 239. Even a metal shell can be formed over the bar constructed. This shows the wax-up for the shell.

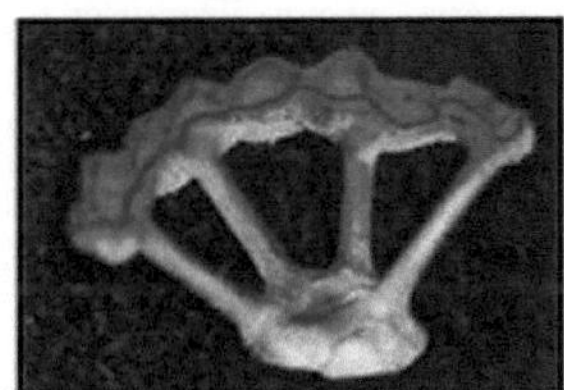

Fig. 240. Shows the completed cast metal shell.

Fig. 237. Processar uma camada de resina de cura por calor sobre a barra para formar um invólucro de resina com os recipientes de esferas.
Fig. 238. Depois de processar o casquilho de resina, verificar a folga com o conjunto dos dentes indicadores.
Fig. 239. Também se pode formar um invólucro metálico sobre a barra construída. Esta figura mostra o enceramento da casca.
Fig. 240. Mostra o invólucro metálico fundido concluído.

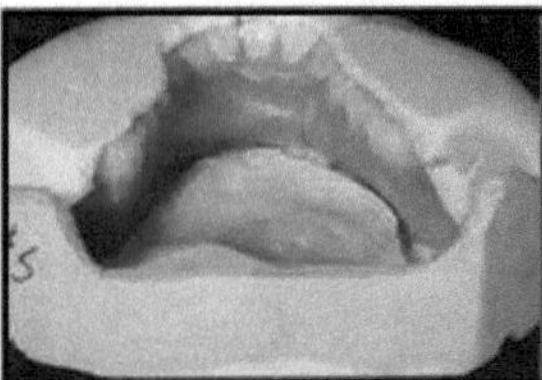

Fig. 241. Using the index complete the wax-up over the acrylic/metal shell.

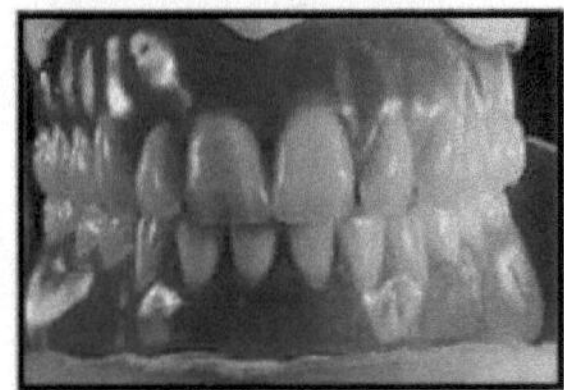

Fig. 242. Process the denture by regular method. Shows the completed prosthesis.

Fig. 241. Utilizando o índice, completar o enceramento sobre o invólucro de acrílico/metal.
Fig. 242. Processar a dentadura pelo método normal. Mostra a prótese terminada.

Cortesia: *Implant Laboratory Procedures: A Step-by-Step Guide* A John Wiley & Sons, Inc., Publication)

7.4 SOBREDENTADURAS IMPLANTO-SUPORTADAS

As próteses sobre implantes são semelhantes às próteses sobre implantes convencionais. É necessário mais cuidado e atenção na fase de moldagem. Como a sobredentadura é suportada por tecido, deve ser registada a área máxima de tecido dentro dos limites fisiológicos. Isto exige a necessidade de moldagem dos bordos e de uma moldagem de revestimento. A diferença em relação às próteses completas fixas é que apenas necessitamos de duas coifas de impressão e pinos-guia, uma vez que são normalmente utilizados apenas dois suportes de implantes. De resto, a fase clínica e laboratorial na construção de sobredentadura retida por implantes é semelhante à da prótese total fixa até à fase de prova em cera.

Após a prova da cera, deve ser efectuado um índice[31] , antes de se iniciar o processamento e a incorporação dos elementos de retenção. De acordo com o acessório selecionado, o método de processamento varia. Iremos discutir os métodos individualmente para cada um dos sistemas.

7.4.1 FIXAÇÃO DE BARRAS E CLIPS

As barras estão disponíveis sob a forma de barras de metal pré-fabricadas ou de modelos de plástico. A fixação da barra pode ser efectuada (i) soldando a barra de metal a cilindros de ouro ou (ii) utilizando um modelo de plástico para formar uma barra fundida por processo de cera perdida.

A barra Dolder e a barra Baker são pré-fabricadas. São soldadas a cilindros de ouro para formar a fixação da barra. A barra Dolder e a barra Baker têm uma forma de ovo e uma forma redonda na secção transversal, respetivamente. A barra Hader é um modelo de plástico que tem de ser moldado para obter a fixação da barra. Tem uma forma redonda na parte oclusal com uma placa vertical na parte inferior.

24. Etapas iniciais

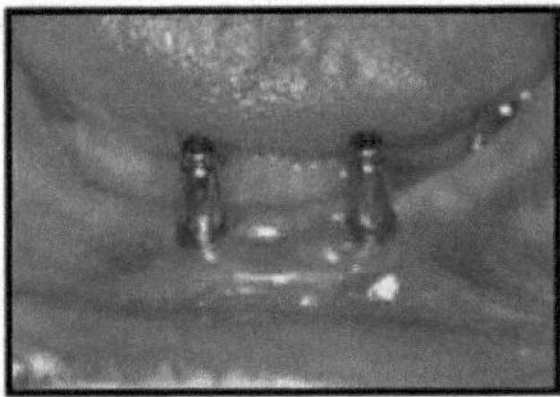

Fig. 137. Remove healing abutments. Clean the area & connect the impression copings.

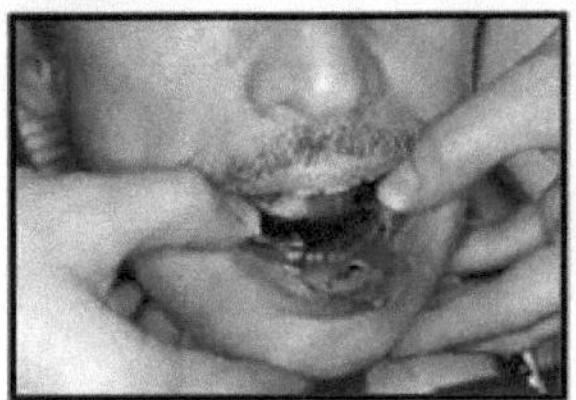

Fig. 138. Using stock tray make alginate impression.

Fig. 137. Remover os pilares de cicatrização. Limpar a área e ligar as coifas de impressão.

Fig. 138. Utilizar uma moldeira para fazer uma impressão de alginato.

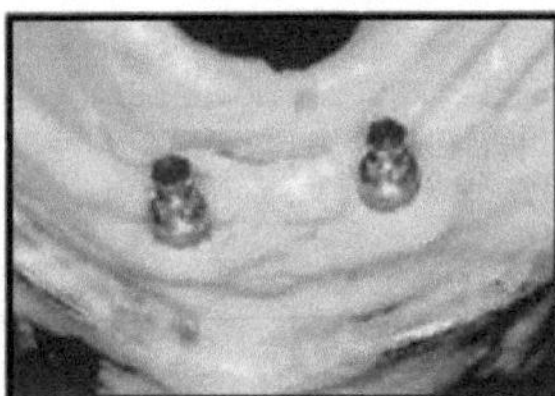

Fig. 139. Connect abutment replica to the impression coping and position them in he impression.

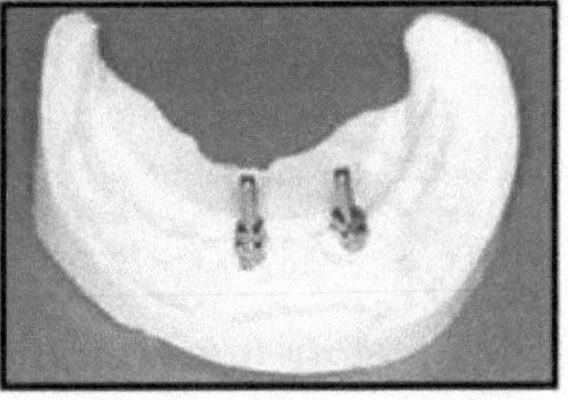

Fig. 140. Pour the cast. Connect square impression copings using guide pins.

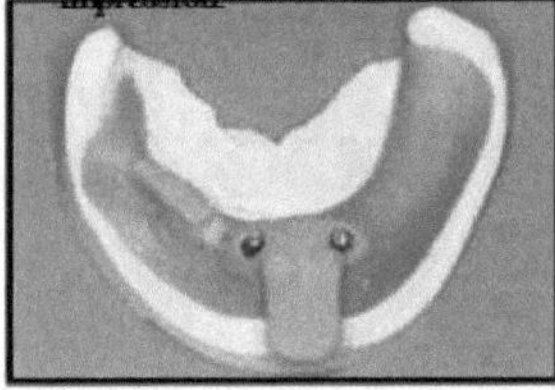

Fig. 141. Block out the copings with wax and make a custom tray with holes exposing the guide pins.

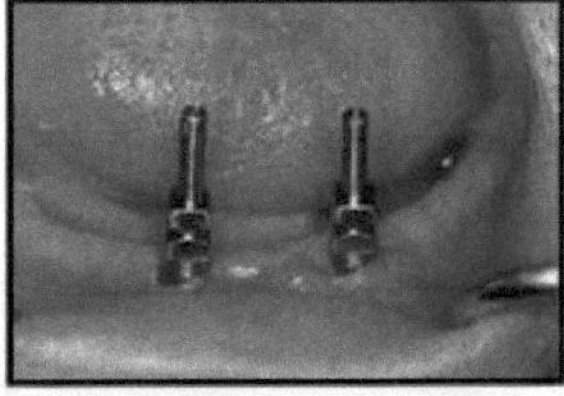

Fig. 142. Remove healing caps and connect square impression coping to make master impression.

Fig. 139. Conecte a réplica do pilar à coifa de impressão e posicione-a na impressão.

Fig. 140. Verter o gesso.

Ligar as coifas de impressão quadradas com pinos de guia.

Fig. 141. Bloquear as capas com cera e fazer um tabuleiro personalizado com orifícios que exponham os pinos-guia.

Fig. 142. Remover as tampas de cicatrização e ligar a coifa de impressão quadrada para efetuar a impressão principal.

25. Etapas iniciais

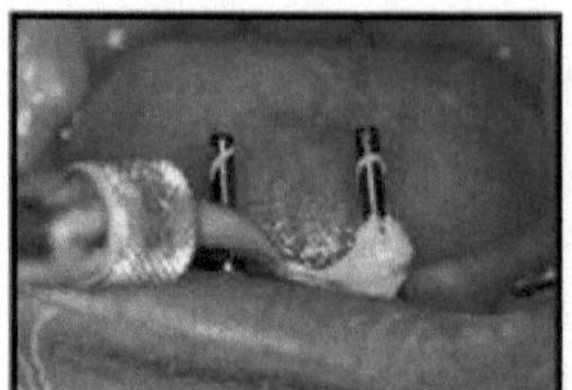

Fig. 143. Syringe impression material around the impression coping.

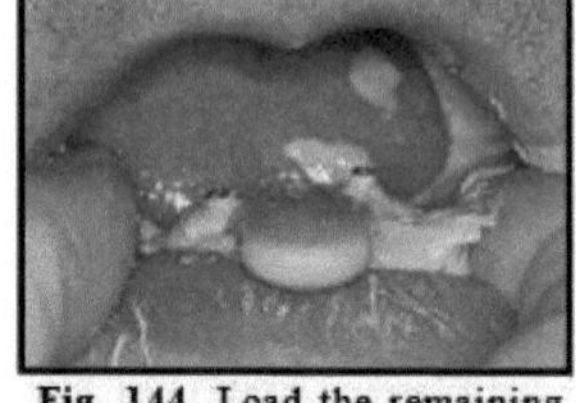

Fig. 144. Load the remaining material in the tray and make an impression.

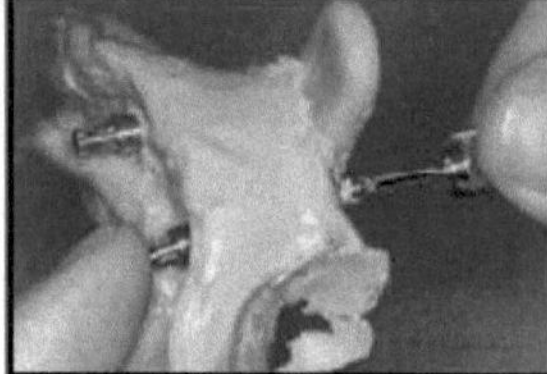

Fig. 145. Evaluate the impression and connect abutment replicas using guide pins.

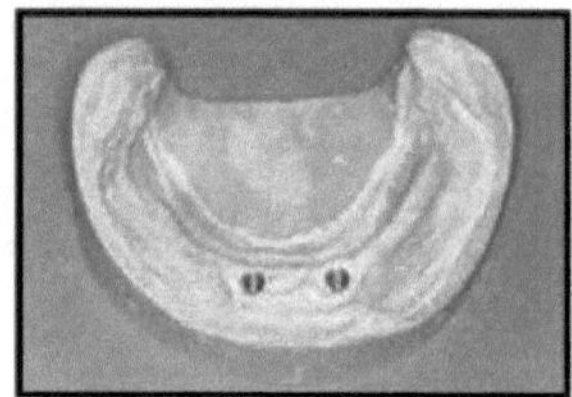

Fig. 146. After beading and boxing pour the master cast.

Fig. 143. Seringa de material de impressão à volta da coifa de impressão.
Fig. 144. Colocar o material restante no tabuleiro e efetuar uma impressão.
Fig. 145. Avaliar a impressão e ligar as réplicas do pilar com pinos-guia.
Fig. 146. Depois do vazamento e do encaixotamento, verter o molde principal.

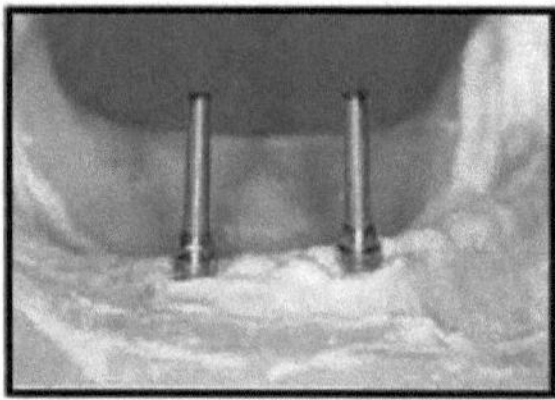

Fig. 147. Connect gold cylinders with guide pins and blockout the cylinder-abutment interface.

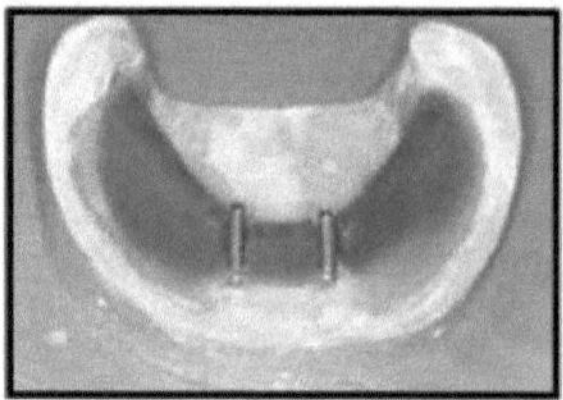

Fig. 148. Make a record base and occlusal rim.

Fig. 147. Ligar os cilindros de ouro com pinos-guia e bloquear a interface cilindro-pilar.
Fig. 148. Fazer uma base de registo e um rebordo oclusal.

26. Etapas iniciais

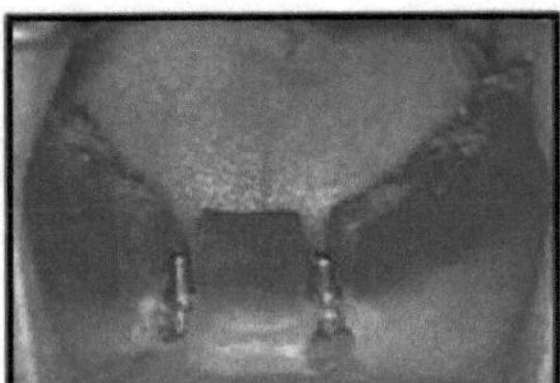

Fig149. Connect the record base in the mouth and check the fit of abutment cylinder junction.

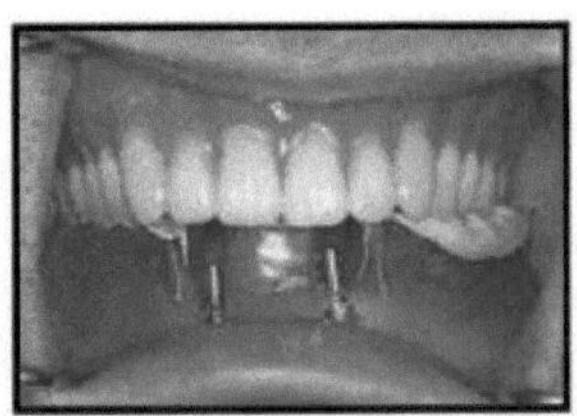

Fig150. Using zinc oxide eugenol make an inter occlusal record.

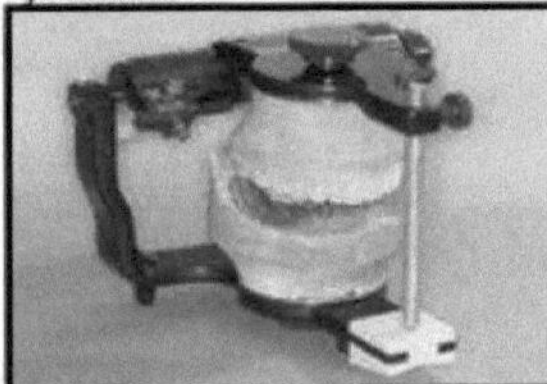

Fig. 151. Mount the casts in the articulator.

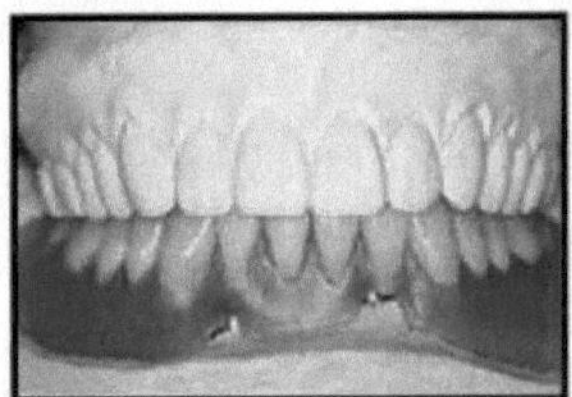

Fig. 152. Set the teeth and make wax trial denture.

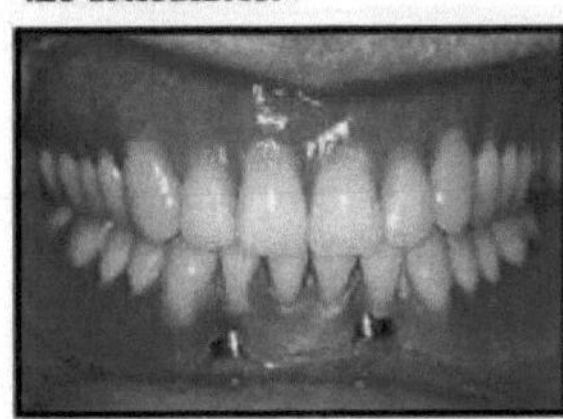

Fig. 153. Facial view of wax try-in. Check the abutment cylider junction.

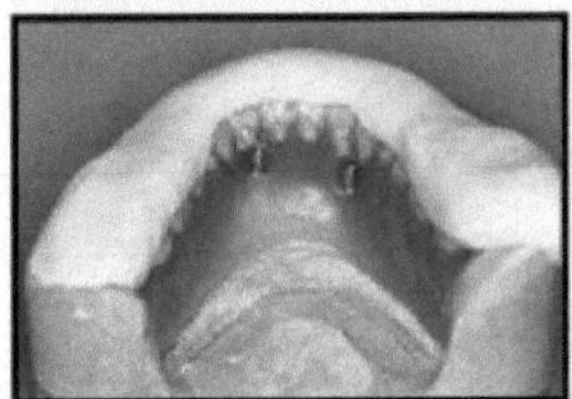

Fig. 154. Using putty material make an index.

Fig149. Conecte a base de registo na boca e verifique o ajuste da junção do cilindro do pilar.

Fig150. Utilizando óxido de zinco eugenol, fazer um registo inter-oclusal.

Fig. 151. Montar os moldes no articulador.

Fig. 152. Preparar os dentes e fazer uma prótese de cera.

Fig. 153. Vista facial da prova de cera. Verificar a junção entre o pilar e o cilindro.

Fig. 154. Utilização de massa de vidraceiro

Cortesia: *Implant Laboratory Procedures: A Step-by-Step Guide* A John Wiley & Sons, Inc., Publication)

Cortesia: *Implant Laboratory Procedures: A Step-by-Step Guide* A John Wiley & Sons, Inc., Publication)

Requisitos ideais de um acessório de barra

Podemos utilizar qualquer uma das barras acima mencionadas, mas estas devem satisfazer estes requisitos.

1. A barra deve ser uma ligação reta entre os pilares e perpendicular à linha média, para que a prótese possa rodar neste eixo para compensar a resiliência do tecido. Se a distância entre os pilares for maior, a barra não pode ser mantida direita. A secção média da barra deve ser

direita e as curvas distais devem ser adequadamente aliviadas no lado lingual da prótese acrílica para permitir a rotação.

2. A barra deve ser posicionada perto do tecido gengival para reduzir as forças de torção que actuam sobre a fixação do implante.
3. A barra deve estar a 2,0 mm de distância do tecido gengival para permitir um acesso fácil para a manutenção da higiene oral.
4. A barra ligada aos cilindros de ouro deve estar 1 mm acima da superfície de encaixe dos cilindros.
5. Se forem utilizados padrões de plástico, estes não devem ser dobrados ou curvados, pois isso afectaria a fixação do cavaleiro de plástico ou do clipe sobre a barra.

Fabrico de barras

A barra pode ser fabricada utilizando o método de soldadura ou o método de fundição.

Método 1: **Técnica de soldadura**

É utilizada uma barra metálica pré-fabricada (barra Dolder e Baker)

Cortar o comprimento adequado e moldar as extremidades para encaixar nos lados dos cilindros

Colocá-los em posição com resina

Retirar o conjunto, ligar as réplicas do pilar ao ouro

Cilindros com pinos-guia

Investir a montagem em investimento de soldadura

Concluir a soldadura e verificar o encaixe no molde principal
Se necessário, seccionar e voltar a unir as juntas

Avaliar o ajuste na boca do paciente

Neste caso, utiliza-se uma barra de metal pré-fabricada, como a barra Dolder ou a barra Baker. Cortar o comprimento adequado e moldar as extremidades da barra para encaixar no lado dos cilindros.

Fixe-os 1 mm acima da superfície de encaixe dos cilindros com resina. Em seguida, retire todo o conjunto do molde mestre e fixe a réplica do pilar aos cilindros dourados utilizando pinos-guia. Investir todo o conjunto no revestimento de soldadura. Aplique antiflux nas réplicas do pilar e nos pinos-guia. Queimar a resina e soldar as juntas. Verificar o ajuste no molde principal. Se necessário, seccione a barra e volte a uni-la. Experimente a barra na boca do paciente após o acabamento e o polimento.

Método 2: **Técnica de fundição**

Os moldes de plástico são utilizados para o fabrico de moldes de cera (barra Hader)

Cortar o comprimento adequado e fixá-lo com cera

↓

Fixar os sprues, investir e fundir o modelo

↓

Avaliar o ajuste no molde principal e corrigir se necessário

↓

Avaliar o ajuste na boca do paciente

27. Fabrico de barras - Técnica de soldadura.

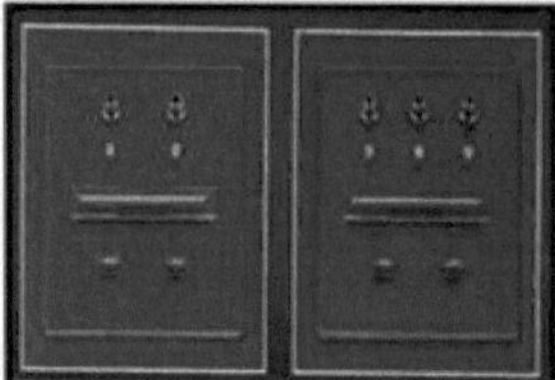

Fig. 155. Over denture kits with plastic bar.

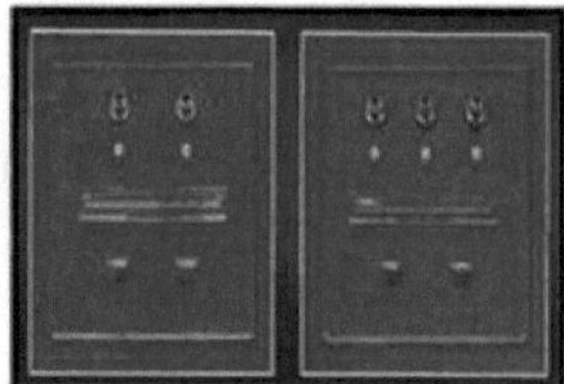

Fig. 156. Over denture kits with gold bar.

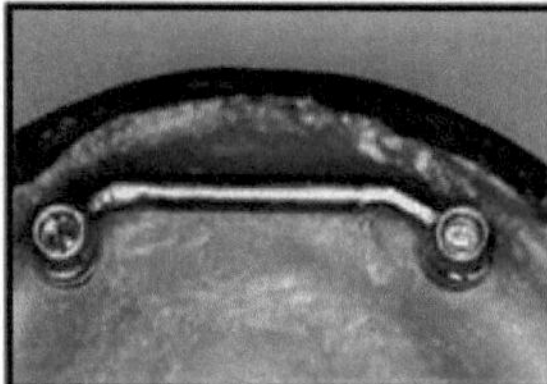

Fig. 157. Occlusal view showing bar bent at both ends and straight in the middle.

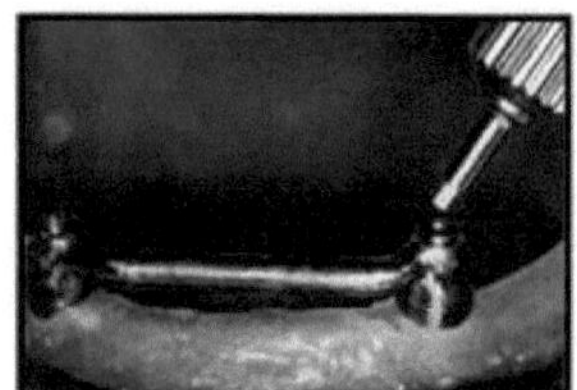

Fig. 158. Labial view showing the ridge relationship.

Fig. 155. Kits de sobredentadura com barra de plástico .
Fig. 156. Kits de sobredentadura com barra de ouro.
Fig. 157. Vista oclusal mostrando a barra dobrada em ambas as extremidades e reta no meio.
Fig. 158. Vista labial mostrando a relação entre as cristas.

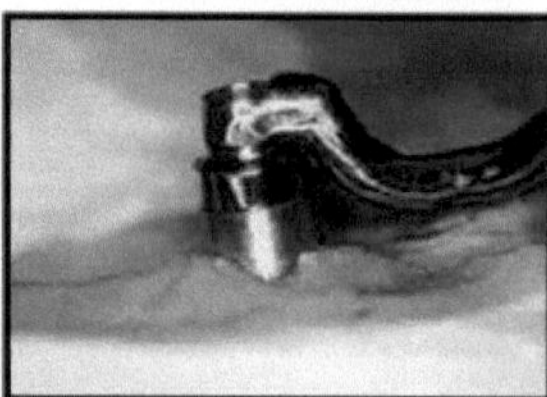

Fig. 159. Buccal view of bar soldered to cylinder. Note the bar is bent downward to be closer to the tissues.

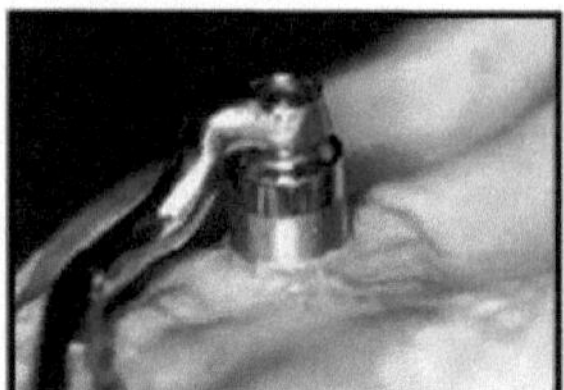

Fig. 160. Lingual view of bar soldered to cylinder. Note the clearance for easy cleaning.

Fig. 159. Vista bucal da barra soldada ao cilindro. Notar que a barra está dobrada para baixo para ficar mais próxima dos tecidos.
Fig. 160. Vista lingual da barra soldada ao cilindro.
Note-se a folga para facilitar a limpeza.
Fabrico de barras - Técnica de fundição.

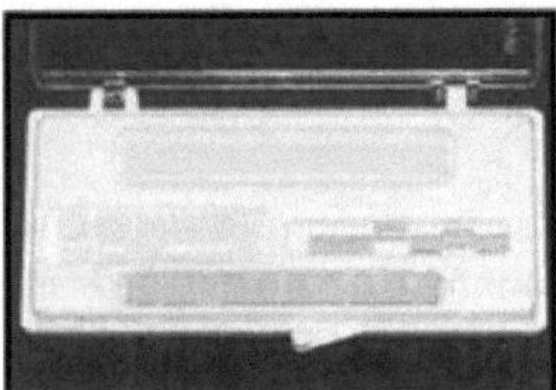

Fig161. Bar and clip attachment kit.

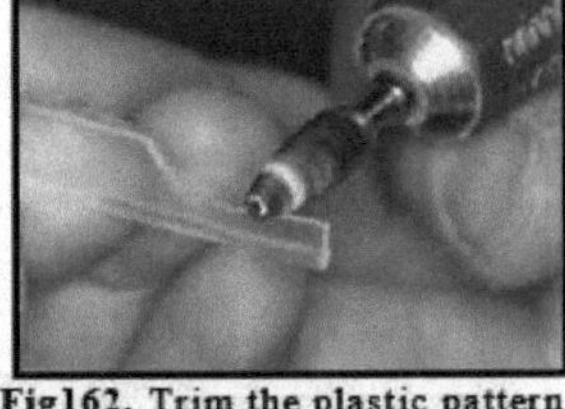

Fig162. Trim the plastic pattern to fit the gold cylinders, contour the gingival portion.

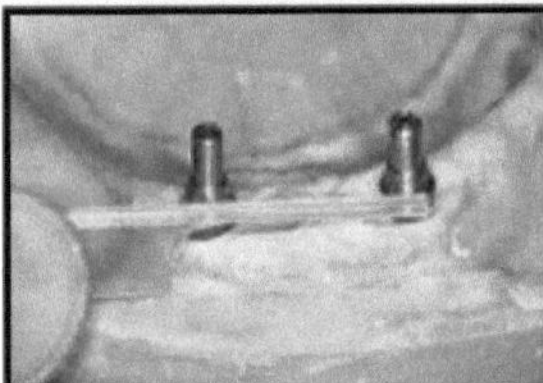

Fig. 163. Cut the appropriate length.

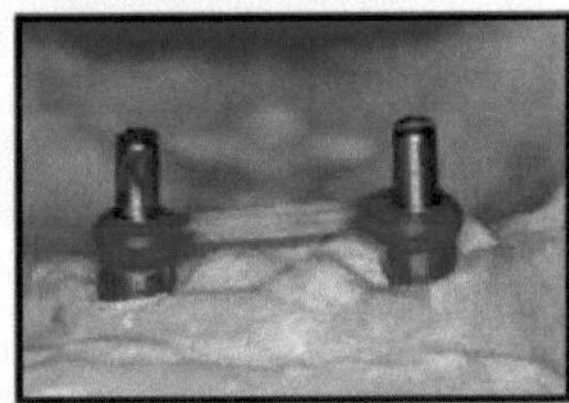

Fig. 164. Wax the bar to the gold cylinders. Place the

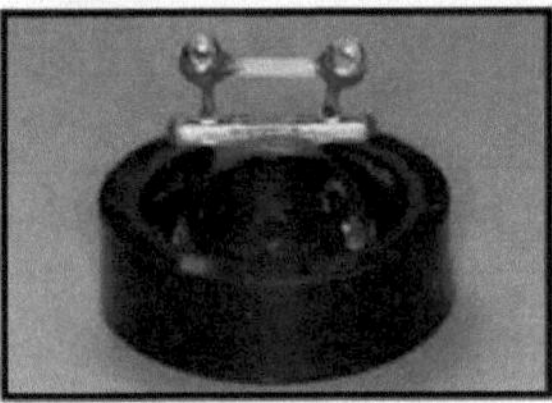

Fig. 165. Sprue the pattern to a runner bar, then to a crucible former.

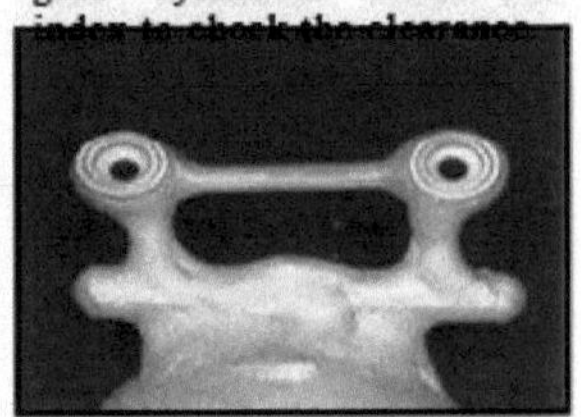

Fig. 166. Complete the casting.

Fig161. Kit de fixação de barras e clips.

Fig162. Aparar o padrão de plástico para encaixar nos cilindros de ouro, contornar a porção gengival.

Fig. 163. Cortar o comprimento adequado.

Fig. 164. Encerar a barra nos cilindros de ouro. Colocar o índice para verificar a folga.

Fabrico de barras - Técnica de fundição.

Fig. 165. Colocar o molde numa barra de escorrimento e, em seguida, num molde de cadinho.

Fig. 166. Completar a fundição.

Cortesia: *Implant Laboratory Procedures: A Step-by-Step Guide* A John Wiley & Sons, Inc., Publication)

O padrão de plástico tipo barra Hader é utilizado para o fabrico de barras. Corte o comprimento adequado do padrão e altere o contorno gengival para se adaptar ao espaço entre os pilares. Ligar a barra aos cilindros de ouro com cera.

Fixar o sprue do tipo barra de corrida e investir o padrão. Queimar o padrão e completar a fundição utilizando uma liga de ouro-paládio. Após o arrefecimento, remover a peça fundida e limpá-la. Experimentar o seu ajuste no molde principal. Acabar e polir os acessórios da barra. Ter cuidado para não danificar os cilindros de ouro.

Processamento da prótese e colocação do clip de retenção

Verificar a folga entre a barra e os dentes da prótese utilizando um índice, se necessário alterar a parte lingual dos dentes. O processamento da prótese é normalmente efectuado com resina de cura a quente e é semelhante ao processamento convencional de uma prótese completa utilizando frascos de prótese.

A única diferença é a incorporação de um clipe de retenção.

O clip pode ser fixado (i) intra-oralmente à prótese processada utilizando resina autopolimerizável ou (ii) extra-oralmente no próprio laboratório utilizando resina termopolimerizável.

O clipe pode ser (i) diretamente fixado à prótese ou (ii) fixado ao invólucro. O invólucro é uma estrutura metálica que segura o clipe na sua ranhura. O invólucro é fixado na prótese através de um mecanismo de retenção previsto na mesma.

Método clínico - Utilização de resina autopolimerizável[32]

A prótese existente do paciente pode ser modificada com esta técnica

↓

Posicionar a barra na boca utilizando a cavilha-guia e fixar o clipe

↓

Bloquear os cortes inferiores com material fotopolimerizável

↓

Fazer uma janela na prótese

↓

Utilizar resina de polimerização automática para colocar a barra em posição

↓

Desaparafusar os pinos-guia para remover a prótese com os clipes e a barra fixados

Retirar a barra da prótese e colocá-la na boca do paciente.

↓

Aparar e polir as dentaduras e inserir a dentadura

Este método pode ser utilizado para transformar a prótese existente do paciente numa prótese sobre implantes. Se for utilizada uma prótese nova, esta deve ser processada de forma semelhante à prótese completa convencional.

Posicionar a barra na boca utilizando pinos-guia e fixar os clips em posição. Bloquear os cortes inferiores com material fotopolimerizável. Aparar a prótese para criar uma janela para acomodar a barra e o clip. Assegurar que não há contacto entre a prótese e a barra e os clips.

Utilizando resina autopolimerizável, coloque o conjunto de barra e clipe na prótese. Depois de a resina estar presa, desapertar os pinos-guia. Retire a prótese com o conjunto de barra e clipe incorporado e coloque-a numa panela de pressão para completar a polimerização.

Retirar a barra da prótese, batendo suavemente nos pinos-guia. Aparar o excesso e polir a prótese.

Aparafusar a barra na posição correta. Verificar o ajuste da prótese. Em seguida, colocar cera sobre os parafusos, fechar o orifício do pino guia e dispensar o doente.

Método laboratorial - Utilização de resina de cura por calor

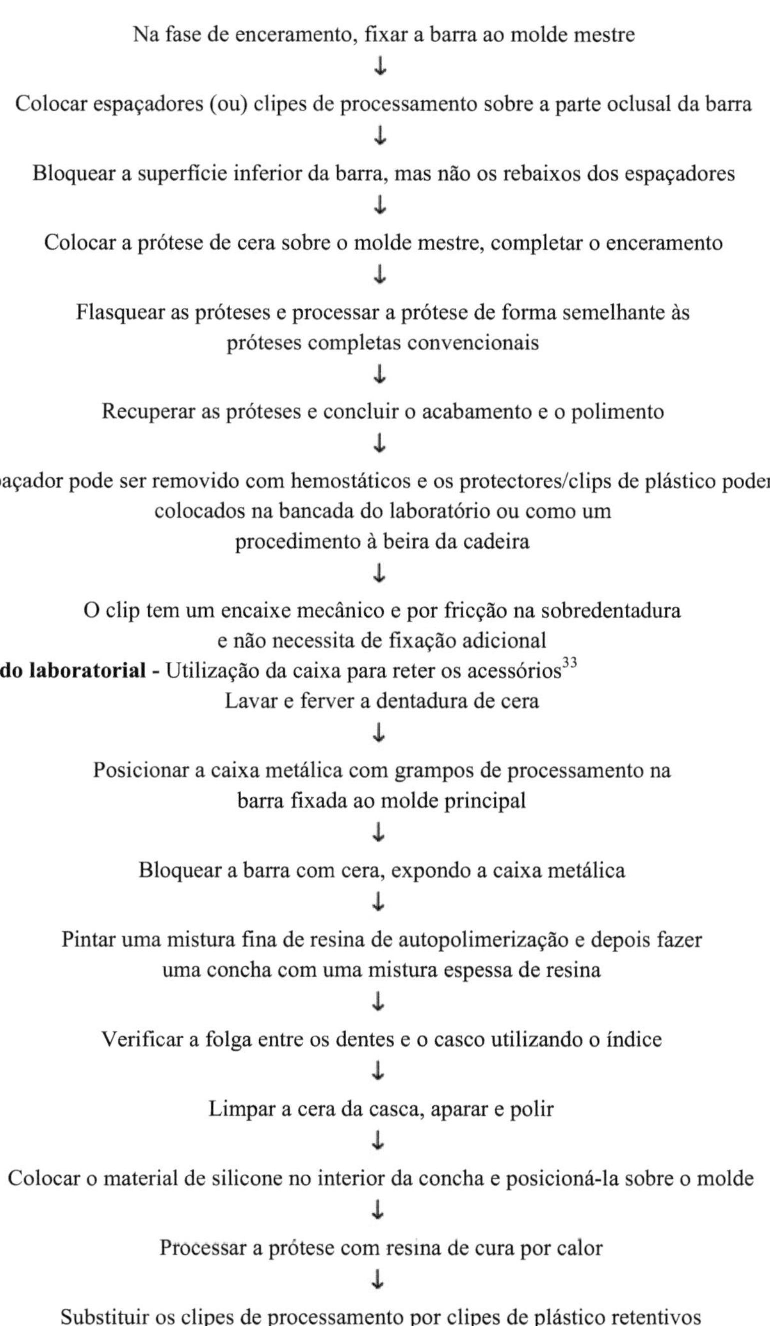

Na fase de enceramento, fixar a barra ao molde mestre

↓

Colocar espaçadores (ou) clipes de processamento sobre a parte oclusal da barra

↓

Bloquear a superfície inferior da barra, mas não os rebaixos dos espaçadores

↓

Colocar a prótese de cera sobre o molde mestre, completar o enceramento

↓

Flasquear as próteses e processar a prótese de forma semelhante às próteses completas convencionais

↓

Recuperar as próteses e concluir o acabamento e o polimento

↓

O espaçador pode ser removido com hemostáticos e os protectores/clips de plástico podem ser colocados na bancada do laboratório ou como um procedimento à beira da cadeira

↓

O clip tem um encaixe mecânico e por fricção na sobredentadura e não necessita de fixação adicional

Método laboratorial - Utilização da caixa para reter os acessórios[33]

Lavar e ferver a dentadura de cera

↓

Posicionar a caixa metálica com grampos de processamento na barra fixada ao molde principal

↓

Bloquear a barra com cera, expondo a caixa metálica

↓

Pintar uma mistura fina de resina de autopolimerização e depois fazer uma concha com uma mistura espessa de resina

↓

Verificar a folga entre os dentes e o casco utilizando o índice

↓

Limpar a cera da casca, aparar e polir

↓

Colocar o material de silicone no interior da concha e posicioná-la sobre o molde

↓

Processar a prótese com resina de cura por calor

↓

Substituir os clipes de processamento por clipes de plástico retentivos e concluir os procedimentos de inserção da prótese

29. Fixação de barra e clipe com resina de cura química

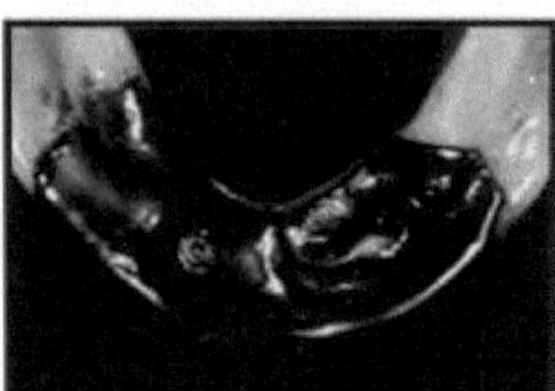

Fig. 167. Impression of the bar made with indicator wax.

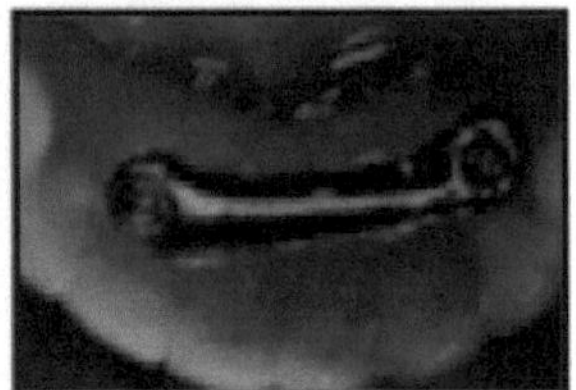

Fig. 168. Create a window in the denture to accommodate the bar.

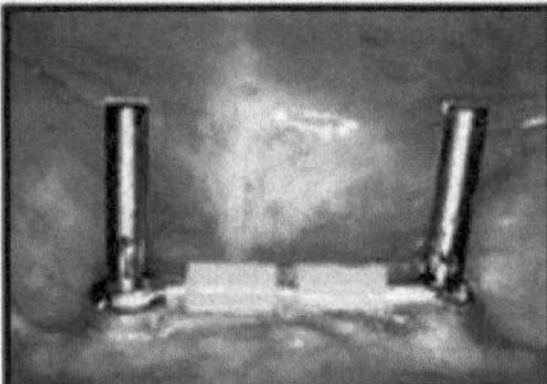

Fig. 169. Replace the gold screws with guide pins and position the clips.

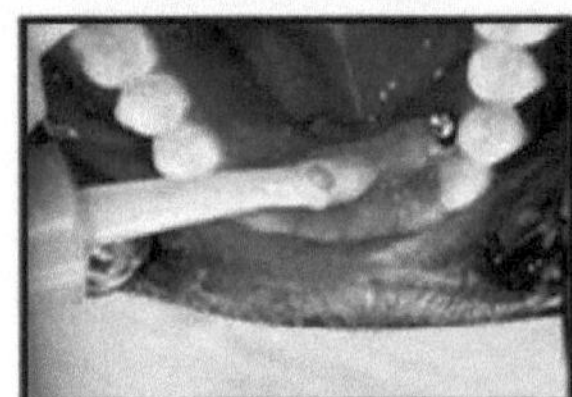

Fig. 170. Lute them in position with chemical cure resin.

Fig. 167. Impressão da barra feita com cera indicadora.
Fig. 168. Criar uma janela na dentadura para acomodar a barra.
Fig. 169. Substituir os parafusos dourados por pinos-guia e posicionar os clips.
Fig. 170. Colocá-los em posição com resina de cura química.

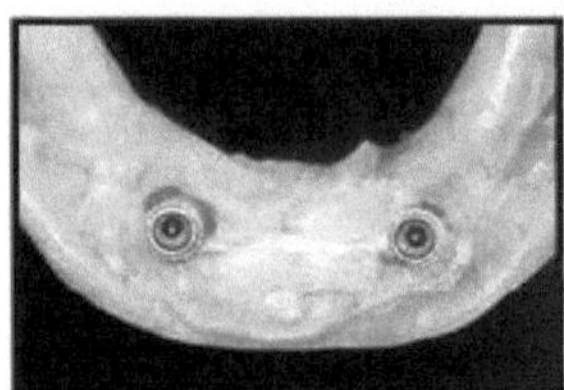

Fig. 171. Unscrew the guide pins to remove the denture.

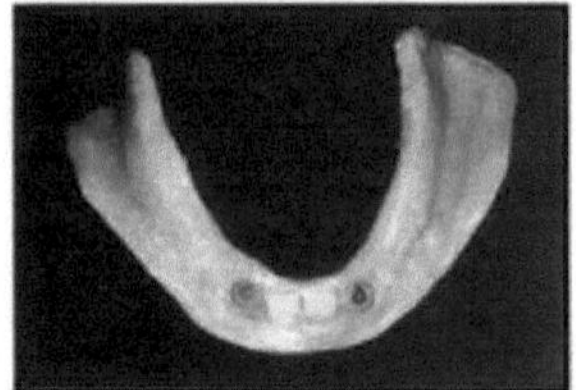

Fig. 172. Trim, finish the denture. When the denture is inserted fill the guide pin hole with resin.

Fig. 171. Desaparafusar os pinos-guia para remover a dentadura.
Fig. 172. Aparar, terminar a dentadura. Quando a dentadura estiver inserida, preencher o orifício do pino guia com resina.

30. Fixação da barra e do clipe com resina de cura por calor

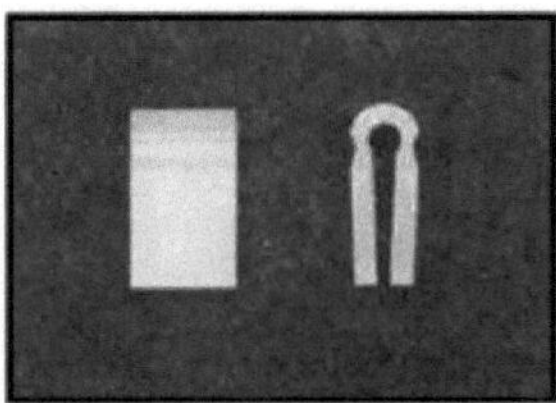

Fig173. Plastic clip used in denture processing.

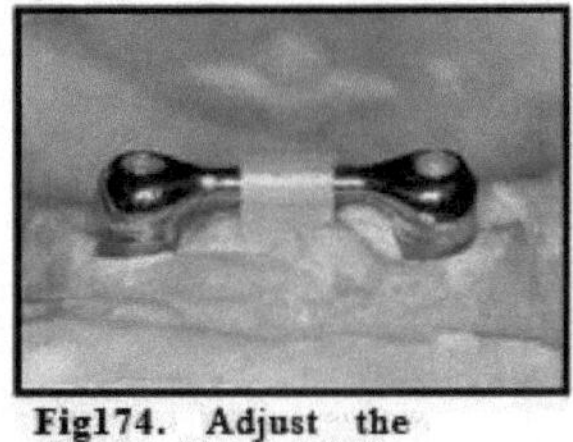

Fig174. Adjust the plastic clip to fit the tissue surface.

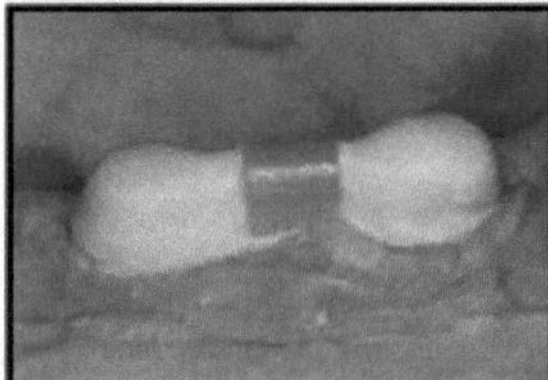

Fig175. Block out the areas around the bar. Note it must be flush with the spacer.

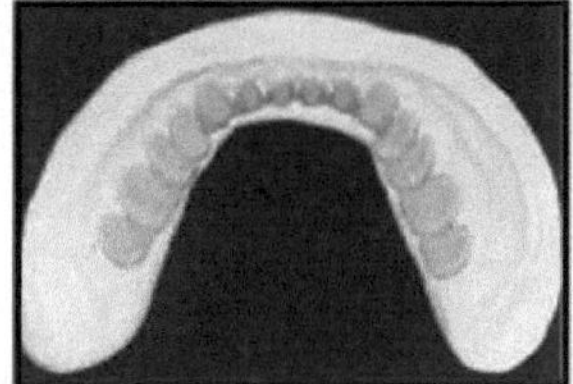

Fig176. Position the resin teeth in the index.

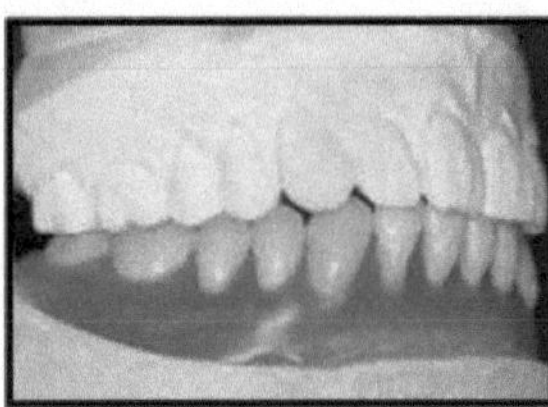

Fig177. Using the index teeth assembly complete the wax-up.

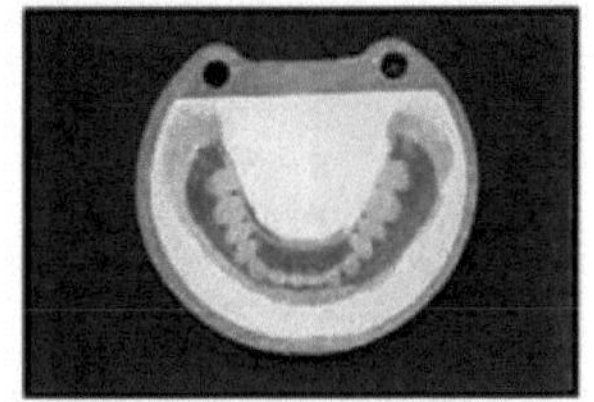

Fig178. Invest the flask into the lower half of flask.

Fig173. Clipe de plástico utilizado no processamento de próteses.

Fig174. Ajustar o clip de plástico à superfície do tecido.

Fig175. Bloquear as zonas à volta da barra. Note que deve ficar nivelado com o espaçador.

Fig176. Posicionar os dentes de resina no índice.

Fig177. Utilizando o conjunto dos dentes indicadores, completar o enceramento.

Fig178. Investir o frasco na metade inferior do frasco.

31. Fixação da barra e do clip com resina de cura por calor

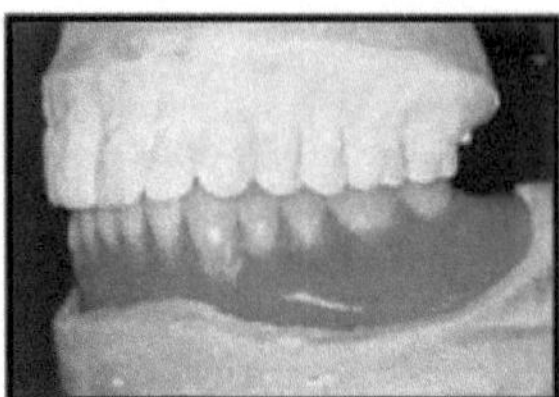

Fig. 179. Process the denture and refine the occlusion.

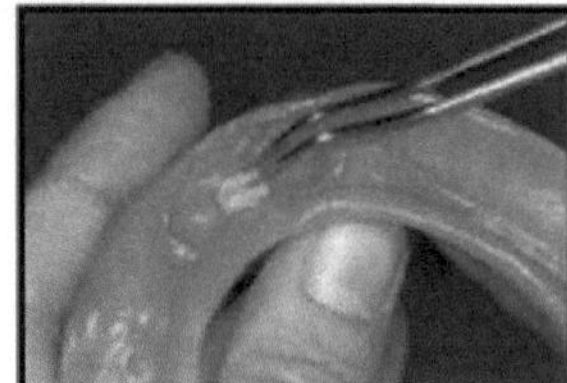

Fig. 180. Remove the processing plastic spacer.

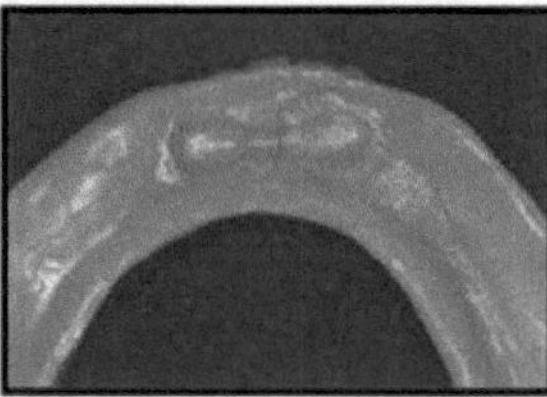

Fig. 181. Tissue surface after removing the spacer.

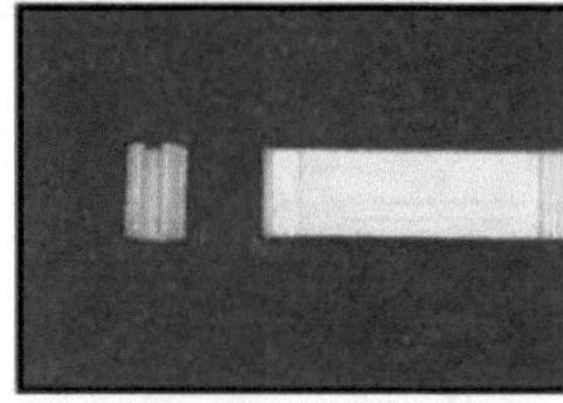

Fig. 182. Clip and clip holder for use with bar attachment.

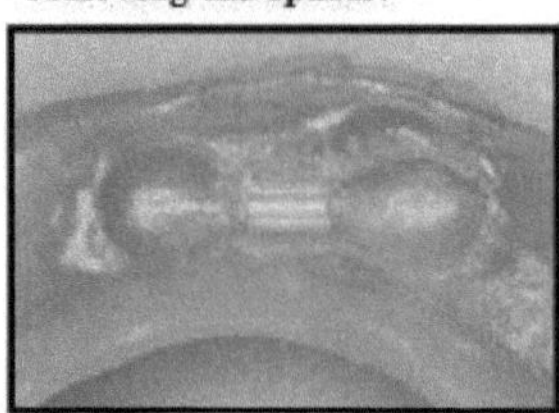

Fig. 183. Fix the clip into the denture. The clip has frictional fit.

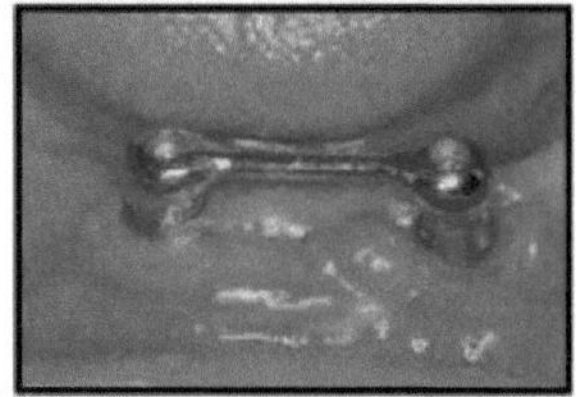

Fig. 184. Connect the bar to the abutments and deliver the denture.

Fig. 179. Processar a dentadura e refinar a oclusão.

Fig. 180. Retirar o espaçador de plástico de processamento.

Fig. 181. Superfície do tecido após a remoção do espaçador.

Fig. 182. Grampo e suporte de grampo para utilização com o acessório de barra.

31. Fixação da barra e do clip com resina de cura por calor

Fig. 183. Fixar o clip na prótese. O clip tem um encaixe rígido.

Fig. 184. Ligar a barra aos pilares e entregar a dentadura.

32. Processamento com fixação retida da caixa

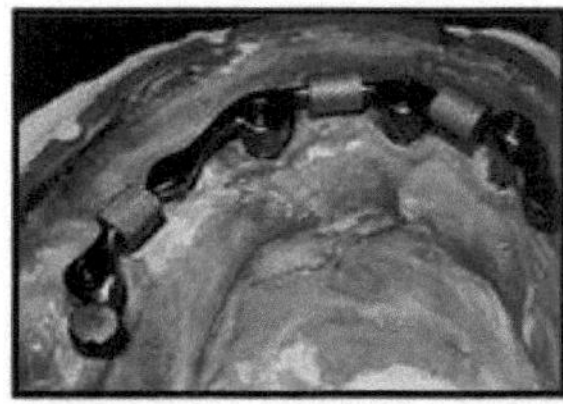

Fig. 185. Connect metal housing on top of processing clips to the metal bar.

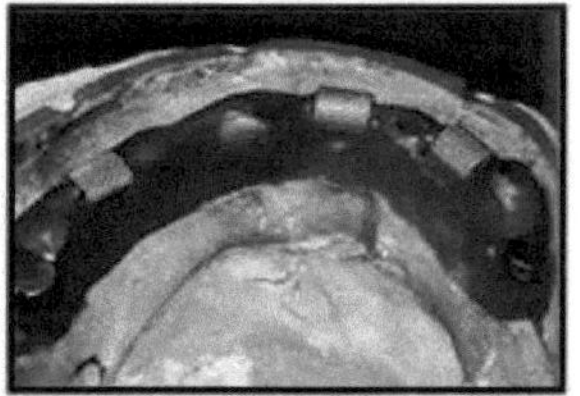

Fig. 186. Block-out the top and side of bar exposing only the metal housing.

Fig. 185. Ligar a caixa metálica na parte superior dos clipes de processamento à barra metálica.

Fig. 186. Bloquear a parte superior e lateral da barra, expondo apenas a caixa metálica.

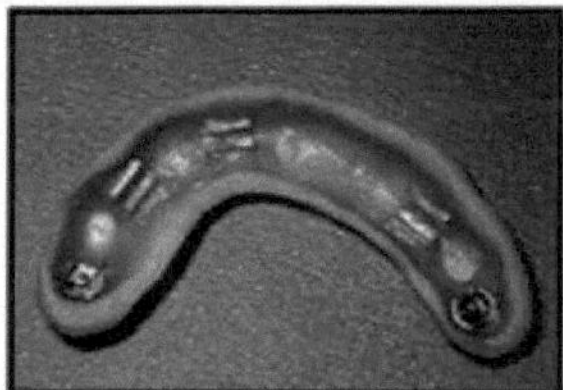

Fig. 187. Make an acrylic resin shell with metal housing embedded in it, remove the wax.

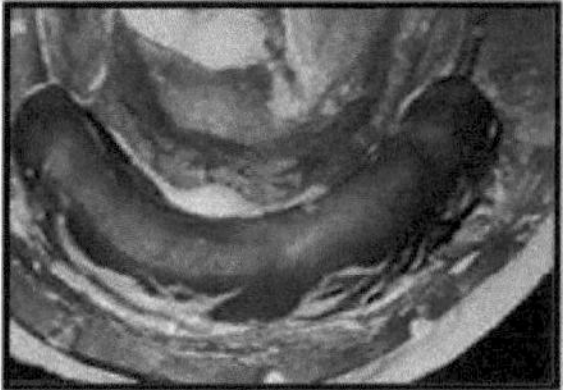

Fig. 188. While processing fill the shell with silicone and position it & then process the denture.

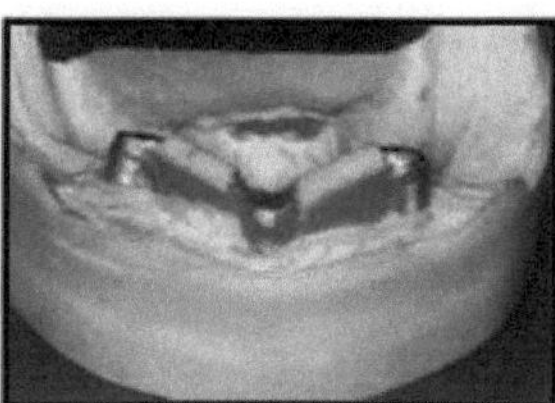

Fig. 189. Blockout the bar after positioning the clip.

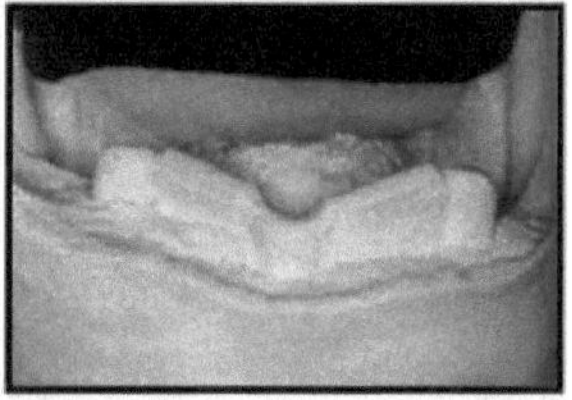

Fig. 190. Duplicate the master cast with refractory cast.

Fig. 187. Fazer um invólucro de resina acrílica com uma caixa metálica embutida, remover a cera.

Fig. 188. Durante o processamento, encher a concha com silicone e posicioná-la e, depois, processar a dentadura.

Fig. 189. Bloquear a barra após o posicionamento do clipe.

Fig. 190. Duplicar o molde mestre com molde refratário.

Fig. 191. Fazer um molde em cera para uma superestrutura metálica com pérolas retentivas e fundir.

Fig. 192. Mostra a superestrutura metálica com grampos de retenção.

Fig. 193. Verificar o ajuste da superestrutura.

Fig. 194. Selar a superestrutura com massa de vidraceiro.

33. Processamento com fixação retida da caixa

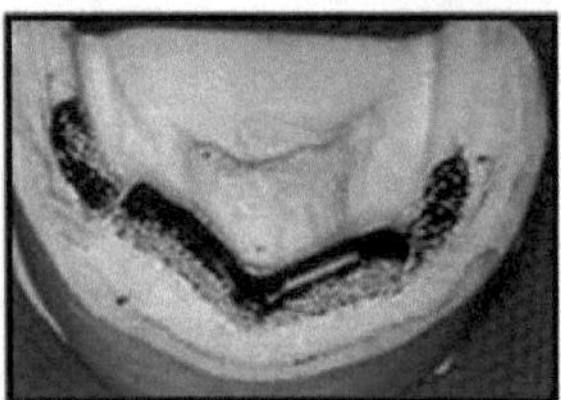

Fig. 191. Make a wax pattern for a metal super structure with retentive beads and cast it.

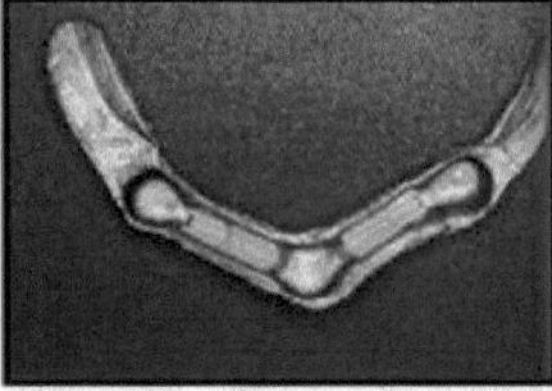

Fig. 192. Shows the metal super structure with retentive clips.

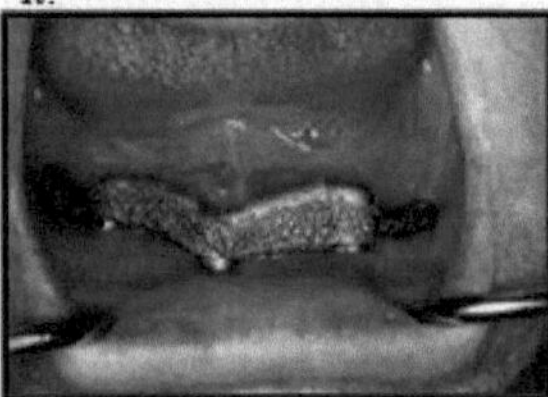

Fig. 193. Verify the fit of super structure.

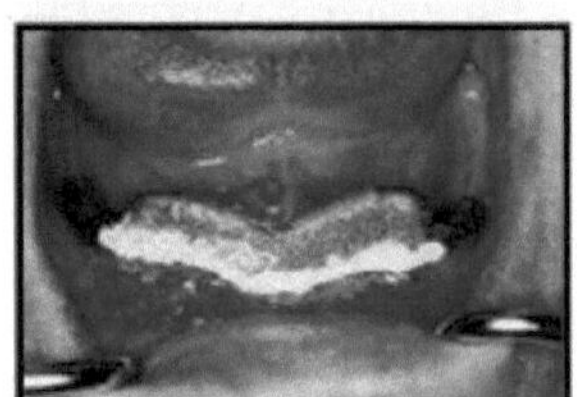

Fig. 194. Seal the super structure with putty.

Fig. 191. Fazer um molde em cera para uma superestrutura metálica com pérolas retentivas e fundir.

Fig. 192. Mostra a superestrutura metálica com grampos de retenção.

Fig. 193. Verificar o ajuste da superestrutura.

Fig. 194. Selar a superestrutura com massa de vidraceiro.

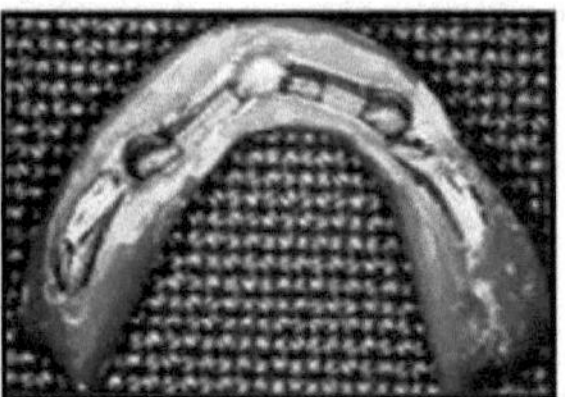

Fig. 195. Attach the super structure with chemical cure resin.

Fig. 195. Fixar a superestrutura com resina de cura química em.

Cortesia: *Implant Laboratory Procedures: A Step-by-Step Guide* A John Wiley & Sons, Inc., Publication)

Lavar e ferver a dentadura de cera. Colocar a barra no molde mestre no frasco. Fixar a caixa metálica com clipes de matriz de processamento na posição da barra. Bloquear os cortes inferiores, cobrir a abertura do parafuso dourado, exceto a superfície da caixa metálica, utilizando cera. Utilizando a técnica de pincel, pintar a resina de autopolimerização na superfície metálica da caixa metálica exposta. Isto permite um bom fluxo de resina, proporcionando uma retenção adequada.

Misture a resina de autopolimerização na fase de massa e adapte-a sobre a barra de metal bloqueada e a caixa de metal para formar uma fina camada de resina. Verificar se existe espaço entre os dentes da prótese e o invólucro de resina formado. Após a verificação, colocar o frasco na panela de pressão para completar a polimerização. Retirar a casca de resina e limpar o bloco de cera com água quente. Confirme a retenção do invólucro metálico e apare a concha com uma espessura uniforme. Assentar a cápsula sobre a barra e verificar o ajuste e a retenção.

Misture o material de silicone, coloque-o dentro da concha e coloque a concha na barra em posição. Aparar o excesso de silicone. Este silicone impede a entrada da resina de cura pelo calor na concha durante o processamento. Processe a prótese com resina termopolimerizável. Faça o acabamento e o polimento da prótese após o procedimento de remontagem. Remova a barra, desinfecte-a e coloque-a na boca do paciente. Substituir o clip de processamento verde pelo clip de plástico retentivo amarelo e entregar a sobredentadura.

Outro método[34] para incorporar a caixa metálica na dentadura é utilizar uma superestrutura metálica. A superestrutura metálica é apenas um substituto para o invólucro de resina utilizado na técnica acima descrita. A superestrutura metálica tem uma ranhura para segurar a caixa metálica. Esta superestrutura é cimentada à sobredentadura utilizando resina autopolimerizável.

7.4.2 ACESSÓRIOS DE ESFERA/ANEL DE VEDAÇÃO[35]

Acessórios esféricos utilizados como elementos de retenção para sobredentaduras.

1. Proporcionar retenção e estabilização das próteses
2. Reduzir o choque, a pressão e o binário nas fixações dos implantes
3. São simples de utilizar, poupam tempo
4. São muito cómodos para o doente
5. Permite a modificação da prótese existente do paciente

Os acessórios esféricos estão disponíveis em três alturas diferentes: 3 mm, 4 mm e 5,5 mm. Podem ser aparafusados diretamente na fixação. O parafuso é feito de titânio puro. Existe um hexágono interno no topo da esfera que ajuda a instalar o acessório na fixação.

O encapsulador de metal/plástico com o anel em O incorporado na prótese proporciona retenção para a prótese. Os anéis em O têm uma capacidade de retenção de 500 g cada. A tampa de plástico com o O-ring pode ser incorporada na prótese através de uma técnica de cadeira, utilizando resina de cura a frio, ou no laboratório, utilizando resina de cura a quente. Para efeitos de réplicas de pilar de latão para processamento em laboratório, estão disponíveis espaçadores de plástico para processamento e anéis em O para processamento. O espaçador de plástico de processamento é colocado no topo da esfera durante o processamento. Isto proporciona espaço no topo da bola, permitindo um pequeno movimento da prótese durante a função.

Incorporação de anéis de vedação

Durante a fase de cicatrização e osseointegração do acessório, a maioria dos pacientes recebe uma prótese total provisória. Após a osseointegração, quando a mesma prótese provisória for utilizada, deve ser modificada para incorporar os elementos de retenção, através do método chair-side. Quando a prótese for substituída, o encapsulador O-ring pode ser incorporado durante o processamento, utilizando o método laboratorial.

Método da cadeira - Utilização da cura a frio

1. a. Remova os pilares de cicatrização e limpe os detritos à volta do encaixe do implante.

b. Utilizando a sonda, medir a profundidade do tecido para selecionar a altura da fixação da bola.

c. Ligar o acessório esférico ao dispositivo de fixação do implante.

2. Copiar a posição das esferas de fixação no lado do tecido da prótese,

a. Colocar uma espessura de cera da placa de base no lado do tecido da prótese e colocá-la na boca do doente. Isto irá formar uma impressão.

b. Colocar uma camada de pasta reveladora ou material de impressão e assentar a prótese na posição correta. Isto irá formar uma impressão.

3. Apare e esvazie a área até que a prótese assente na posição correta. Lembre-se de que o relevo proporcionado também deve acomodar a matriz.

4. Bloquear o rebaixo à volta da base do pilar[36, 37]

a. Utilização de um espaçador ortodôntico de borracha

b. Utilizando pequenos anéis de dique de borracha - faça um pequeno furo num pedaço de dique de borracha e corte o pedaço em pequenos anéis com uma margem de 2 a 3 mm à volta do furo.

c. Até a cera pode ser utilizada para bloquear o corte inferior.

5. Posicionar a matriz (retentores do anel de vedação do encapsulador de metal ou plástico) na fixação da esfera.

6. Preencher o relevo com resina autopolimerizável e posicionar a prótese intra-oralmente, pedindo ao paciente para ocluir suavemente.

7. Após a polimerização inicial, remover a prótese.

8. Aparar o excesso e polir a prótese após a polimerização completa.

9. Entregar a prótese, dar instruções corretas e fazer um acompanhamento regular.

34. Fixação da esfera / O-Ring

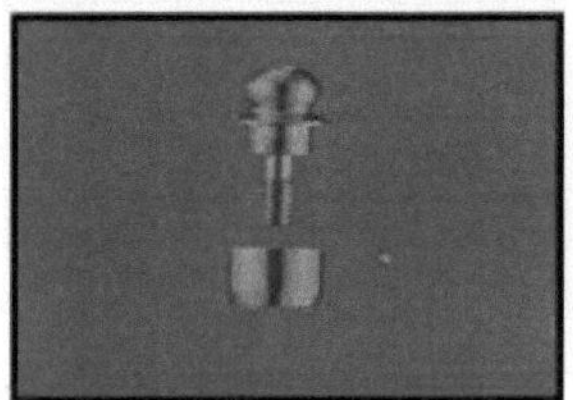

Fig. 196. Ball Attachment with Abutment Connector

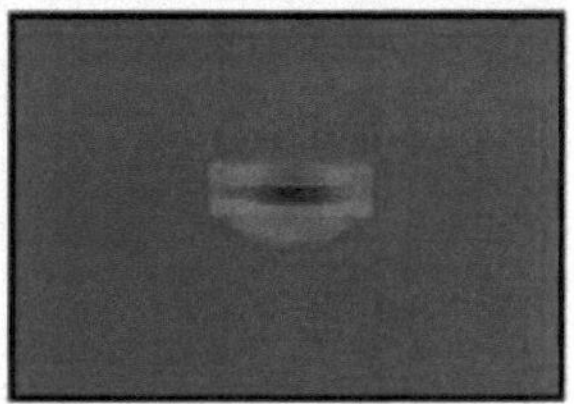

Fig. 197. Plastic cap with rubber o-ring which is incorporated in the denture.

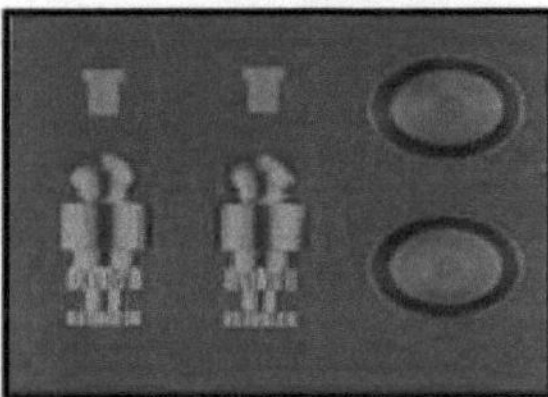

Fig. 198. Shows ball attachments replicas, spacers and caps with o-ring

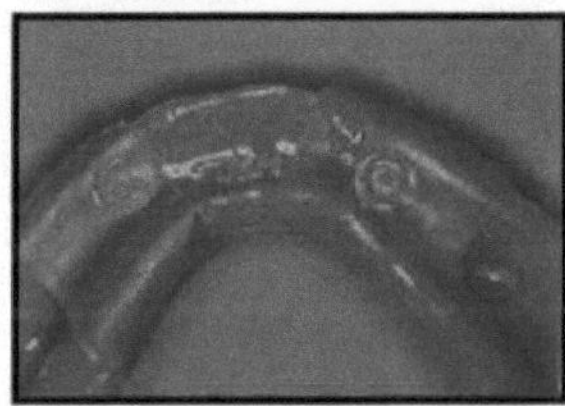

Fig. 199. Using base plate wax make an imprint of the position of ball attachments.

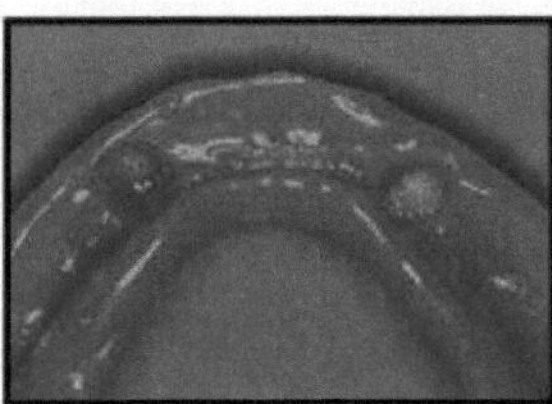

Fig. 200. Relieve the dentures until the denture seats in position.

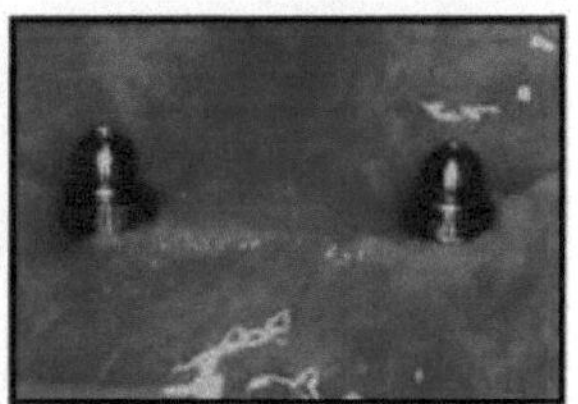

Fig. 201. Intraoral view showing the ball attachments.

Fig. 196. Fixação esférica com conetor de pilar
Fig. 197. Tampa de plástico com o-ring de borracha que é incorporado na dentadura.
Fig. 198. Mostra as réplicas dos acessórios esféricos, espaçadores e tampas com o-ring
Fig. 199. Com a cera da placa de base, fazer uma impressão da posição das esferas de fixação.
34. Fixação da esfera / O-Ring
Fig. 200. Aliviar as dentaduras até que a dentadura assente na posição.
Fig. 201. Vista intra-oral mostrando os encaixes da bola.

35. Fixação da esfera / O-Ring

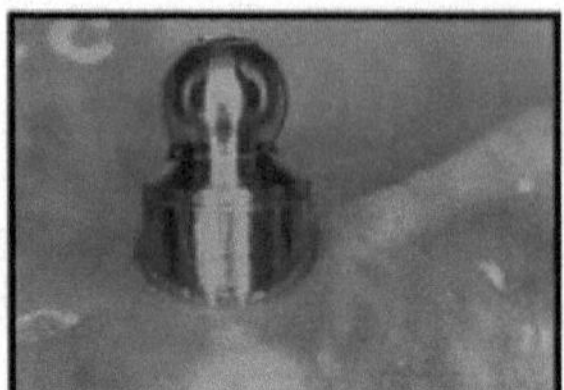

Fig. 202. Shows the tissue response and adaptation.

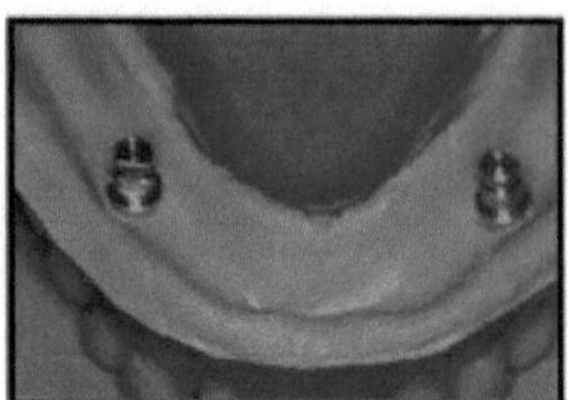

Fig. 203. With the denture make a reline impression and connect ball replica to it.

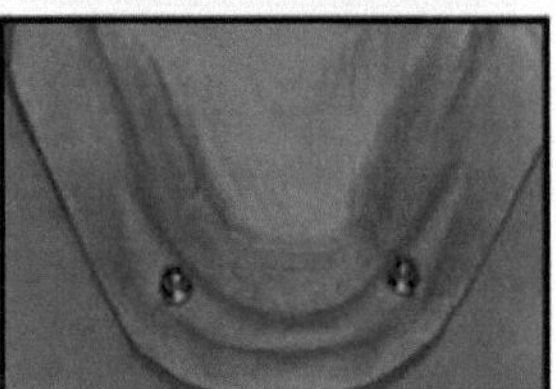

Fig. 204. Pour a master cast. Then the denture can be processed with processing spacer.

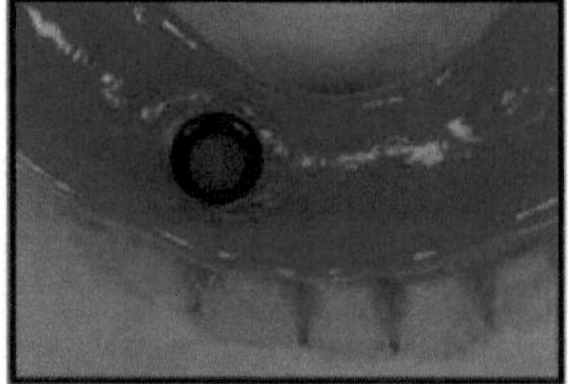

Fig. 205. Shows the tissue side of processed denture with female o-ring attachments.

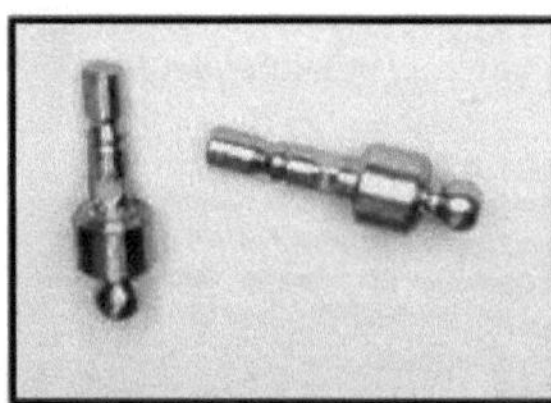

Fig. 206. Core-vent ball attachment can either be screwed or cemented. This shows a cementable type.

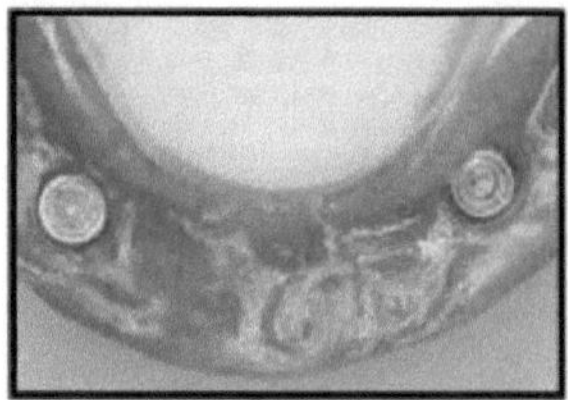

Fig. 207. Tissue side of denture showing female housing with the o-ring.

Fig. 202. Mostra a resposta e a adaptação dos tecidos.

Fig. 203. Com a dentadura, fazer um molde de revestimento e ligar a réplica de bola a este.

Fig. 204. Verter um molde mestre.

Em seguida, a prótese pode ser processada com o espaçador de processamento.

Fig. 205. Mostra o lado do tecido de uma prótese processada com encaixes de o-ring fêmea.

35. Fixação da esfera / O-Ring

Fig. 206. A fixação da esfera de ventilação do núcleo pode ser aparafusada ou cimentada. Esta figura mostra um tipo cimentável.

Fig. 207. Lado do tecido da dentadura mostrando a caixa fêmea com o o-ring.

Cortesia: *Implant Laboratory Procedures: A Step-by-Step Guide* A John Wiley & Sons, Inc., Publication)

Método laboratorial - Utilização de resina de cura por calor[35]

1. Selecionar, ligar o acessório esférico e aliviar a prótese de forma semelhante à técnica de polimerização a frio.
2. Efetuar um molde de reembasamento com a prótese provisória sobre os encaixes esféricos.
3. Retirar a impressão do conjunto e ligar réplicas de latão da fixação da esfera na impressão.
4. Verter o molde principal.
5. Fazer bases de registo, aros oclusais, próteses de prova em cera, prova semelhante às próteses completas convencionais.
6. Lavar a dentadura e ferver a cera.
7. Colocar o retentor com o-ring na posição correta e bloquear a parte visível da réplica de latão na parte inferior do acessório utilizando uma pedra. O retentor terá um o-ring de processamento durante o processamento.
8. Embalar com resina de cura por calor e concluir o processamento.
9. Depois de aparar e polir a prótese. Antes da inserção na boca do paciente, substituir o o-ring de processamento pelos o-rings de retenção.
10. colocar a prótese e fazer um acompanhamento regular.

7.4.3 FIXAÇÃO MAGNÉTICA

Os encaixes magnéticos também podem ser utilizados como elementos de retenção em sobredentaduras de implantes. Os ímanes proporcionam uma retenção vertical e não criam forças horizontais em fixações individuais ou pilares de sobredentadura. Alguns dos sistemas de utilização comum são os sistemas magnéticos Jackson e Shiner.

Os acessórios têm apenas dois componentes: o íman colocado na prótese e o suporte ligado à estrutura osseointegrada. A vantagem do sistema é que evita o fabrico de estruturas, tornando todo o procedimento simples e fácil. Além disso, o método de processamento da prótese é semelhante ao da prótese completa convencional.

Procedimento clínico

Durante a cirurgia da segunda fase, em vez de colocar cilindros de pilar normais, tem de ser colocado um pilar de interligação de titânio. Esta é a principal diferença em relação aos ímanes de outros acessórios. O pilar interconector de titânio é aparafusado diretamente no dispositivo de fixação.

Um problema com os interconectores é o facto de não terem um hexágono fêmea para corresponder ao hexágono macho do dispositivo de fixação do implante. Assim, a probabilidade de desaparafusar é maior.

Para evitar o desaparafusamento, pode ser utilizado ceka-bond nas roscas do interconector. Após a remoção do excesso de ceka-bond, o retalho é suturado de volta à sua posição. Em seguida, um suporte de aço inoxidável para o íman é aparafusado ao pilar da interligação.

Incorporação de acessórios magnéticos

Na segunda fase da cirurgia, colocar interconectores de titânio em vez de cilindros de pilar normais

Ligar o detentor de aço inoxidável ao interconector

↓

Processar a prótese sobre este conjunto de suporte e interconector

↓

Aparar, terminar e polir a prótese

↓

Criar espaço no lado do tecido da prótese para os ímanes
e fazer orifícios de ventilação

↓

Colocar os ímanes nos fixadores de raízes

↓

Misturar a resina de polimerização automática e colocar os ímanes em posição

↓

Aparar, polir a área e entregar a prótese

Os ímanes são fixados à prótese apenas na fase de entrega da prótese. A prótese é processada sobre o detentor e o pilar ligados ao molde mestre. Durante o processamento, a tubagem é utilizada para cobrir o análogo do fixador e do pilar e a tubagem é deixada em posição durante o processamento. Após o processamento da prótese, a tubagem é removida. Isto cria espaço à volta do pilar para evitar que as forças horizontais actuem sobre o pilar e as fixações.

Incorporação magnética e entrega de próteses

1. Concluir os ajustamentos e o corte da sobredentadura.
2. A utilização da broca acrílica cria espaço no lado do tecido da prótese.
3. Perfurar pequenos orifícios através da superfície lingual para criar uma abertura adjacente a cada pilar.
4. Lubrificar o pilar e o detentor expostos.
5. Colocar o íman sobre o detentor.
6. Misturar a resina de autopolimerização, colocar uma parte sobre o íman e outra parte sobre o íman.

na depressão criada na superfície do tecido.

7. Assentar a sobredentadura intra-oral e instruir o paciente para ocluir gentilmente.
8. Após a polimerização inicial, remover a prótese e deixar a resina curar.
9. Escolha apenas um íman de cada vez.
10. Aparar o excesso de resina e polir a superfície lingual.
11. Entregar a prótese e fazer um acompanhamento regular.

7.4.4 REVESTIMENTO RESILIENTE[39, 40]

Os revestimentos de prótese resilientes podem ser utilizados para reter a sobredentadura. Os revestimentos resilientes são considerados retentivos e permitem o movimento de proteção dos tecidos da prótese, proporcionando conforto ao doente. Os outros sistemas de retenção sofrem um desgaste rápido e permitem um movimento limitado,

Fixação magnética

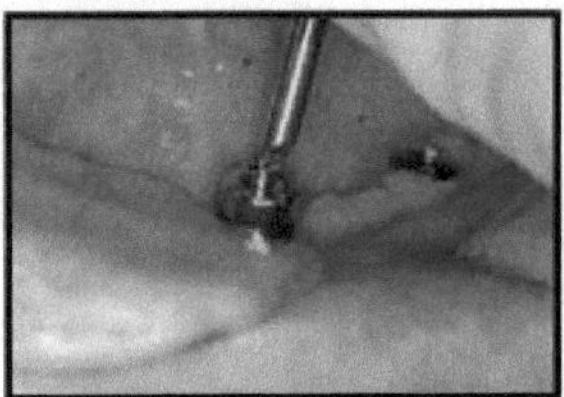

Fig. 208. Magnet keeper secured using a screw through the keeper into the abutment.

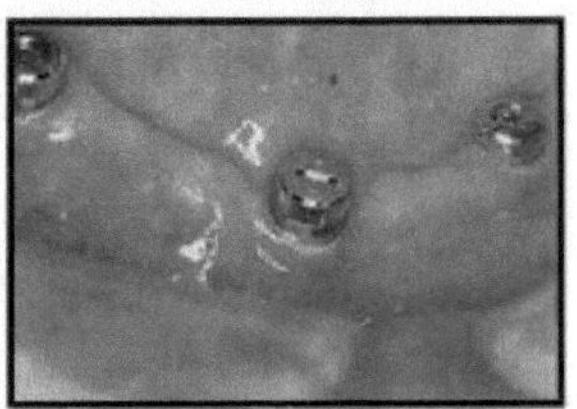

Fig. 209. Intraoral view showing the keepers on abutments.

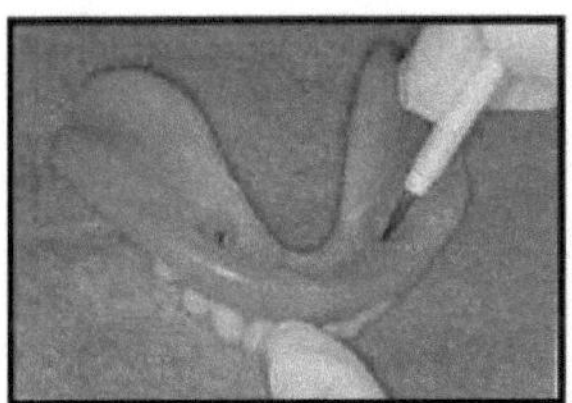

Fig. 211. Create space, vent holes in the denture. Fill the space with resin and pickup magnet one at a time.

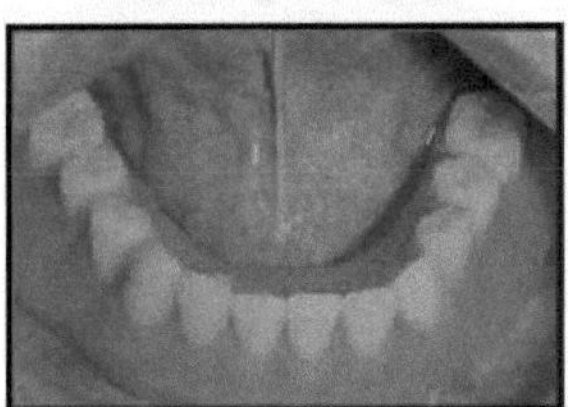

Fig. 212. Intraoral view of over denture in position.

Fig. 208. O detentor do íman é fixado com um parafuso através do detentor no pilar.

Fig. 209. Vista intra-oral mostrando os retentores nos pilares.

Fig. 211. Criar espaço, orifícios de ventilação na dentadura. Preencher o espaço com resina e íman de captação, um de cada vez.

Fixação magnética

Fig. 212. Vista intra-oral da prótese sobreposta em posição.

Cortesia: *Implant Laboratory Procedures: A Step-by-Step Guide* A John Wiley & Sons, Inc., Publication)

são mais volumosos, o que enfraquece a prótese acrílica, e a área sob a barra não é coberta pelo acrílico, o que favorece a proliferação de tecidos moles. Todos estes problemas podem ser evitados com a utilização de revestimentos resilientes.

A retenção com revestimento resiliente necessita de uma barra para a retenção

↓

Verificar a folga entre a barra e os dentes da prótese

↓

Bloquear a superfície inferior da barra com gesso

↓

Completar o enceramento, frascar e ferver as próteses de cera

↓

Fazer um calço de silicone de 2-3 mm de espessura uniforme

↓

Embalagem de ensaio da prótese com resina acrílica curada pelo calor

↓

Após 60 minutos, retire o calço de silicone e
coloque um revestimento resiliente de cura pelo calor.

↓

Processar a prótese, depois de aparar e polir a
prótese pode ser entregue

Construção de prótese com revestimento resiliente[40]

1. Depois de completar a prova de cera na boca do paciente.
2. Fazer um núcleo ou índice facial para registar a posição dos dentes.
3. Fabricar uma superestrutura de barra de forma redonda que ligue os pilares; se necessário, pode ser prolongada posteriormente, como um cantilever. Fundir a estrutura, verificar o ajuste e fixá-la ao molde mestre após o polimento.
4. Verificar a quantidade de espaço entre os dentes da prótese e a barra; é necessário um mínimo de 4 - 5 mm (2 - 3 mm para o revestimento resiliente e 2 mm para a base acrílica da prótese).

37. Revestimento resiliente como acessório

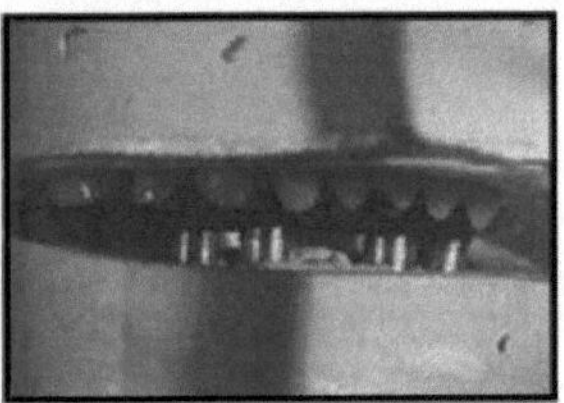

Fig. 213. Position the index teeth assembly to evaluate the clearance above the super strtucture.

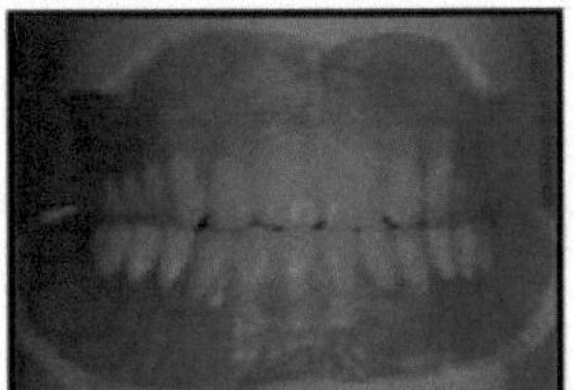

Fig. 214. Complete the wax-up of complete denture.

Fig. 213. Posicionar o conjunto dos dentes indicadores para avaliar a folga acima da superestrutura.

Fig. 214. Completar o enceramento da dentadura completa.

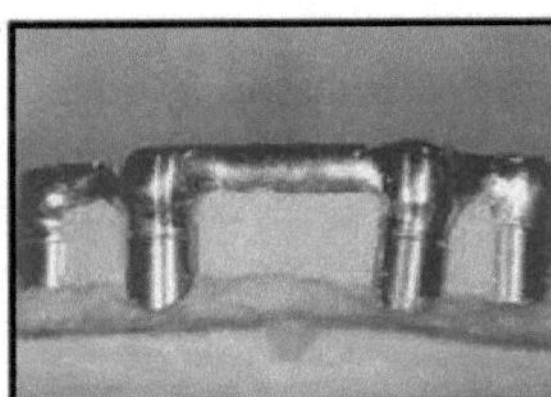

Fig. 215. Blockout the space below the bar with plaster. Cover the access screw holes with silicone & plaster.

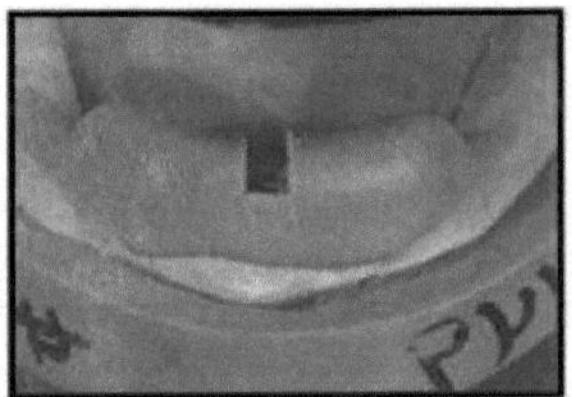

Fig216. Make a silicone putty shim over the bar with 3mm thickness.

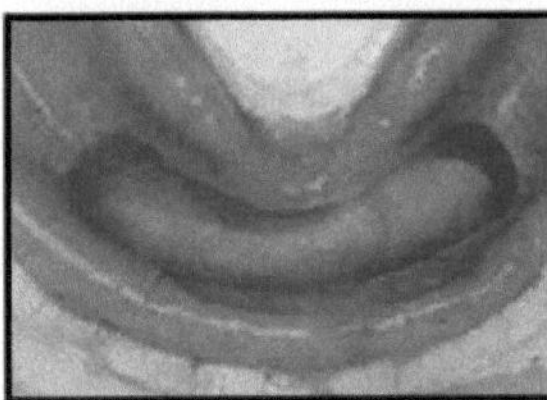

Fig. 217. Trial pack over the putty shim with heat-cure acrylic using a separating sheet and allow for bench cure.

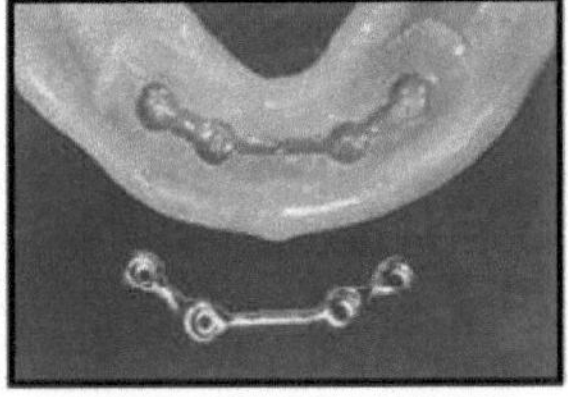

Fig. 218. Remove the shim and pack the chamber with resilient liner material and cure them.

Fig. 215. Bloquear o espaço por baixo da barra com gesso. Cobrir os orifícios dos parafusos de acesso com silicone e gesso.

Fig216. Fazer um calço de massa de silicone sobre a barra com 3 mm de espessura.

Fig. 217. Aplicar uma camada de acrílico termoendurecível sobre o calço de massa com uma folha de separação e deixar curar na bancada.

Fig. 218. Retirar o calço e encher a câmara com material de revestimento resiliente e curar.

Cortesia: *Implant Laboratory Procedures: A Step-by-Step Guide* A John Wiley & Sons, Inc., Publication)

5. Alinhar os dentes da prótese do índice para o molde mestre e concluir o enceramento.

6. O frasco com a dentadura elimina a cera. Em seguida, bloquear o espaço sob a superestrutura da barra com gesso e tapar os orifícios dos parafusos de acesso à barra com guta-percha e selar o topo com gesso.

7. Faça um calço de silicone (2 a 3 mm de espessura) à volta da superestrutura para criar espaço para o revestimento resiliente. Verifique a espessura com um compasso de calibre e apare-a com instrumentos abrasivos rotativos.

8. Embale a resina acrílica curada pelo calor sobre o calço com uma folha de separação e deixe-a de lado durante 60 minutos.

9. Abrir o frasco, remover o calço de silicone, testar o material de revestimento resiliente à base de silicone curado a quente na superestrutura bloqueada contra a base da prótese, utilizando uma folha de separação.

10. Cure o resiliner com a resina de base de prótese e deixe arrefecer.

11. Esvaziar e polir a prótese.

12. Fixar a superestrutura na boca do paciente e a sobredentadura pode ser aplicada.

7.5 MÉTODOS DE REFORÇO DA SOBREDENTADURA[41, 42]

As próteses completas removíveis retidas por implantes são propensas a fracturas na porção anterior, devido ao enfraquecimento da base acrílica nesta região devido à presença de attachments. Para melhorar a longevidade da restauração, esta precisa de ser reforçada. O reforço da base da dentadura de resina pode ser efectuado utilizando estruturas metálicas ou estruturas de compósito reforçado com fibras. Veremos o método de processamento em pormenor.

Reforço com estrutura metálica[41]

Técnica 1

1. Depois de experimentar as próteses enceradas no doente, fazer um índice de silicone dos dentes.

2. Colocar orifícios de 3 mm de profundidade na crista da crista na área pré-molar bilateralmente com uma broca redonda n.º 2. Estes orifícios devem manter e proporcionar retenção para o padrão de cera e o reforço de metal durante o processamento.

3. Com o índice de silicone como guia, contornar um jito de cera redondo (calibre 8) para fabricar o padrão de cera.

4. Aplicar o processo convencional de moldagem, revestimento e fundição do modelo.

5. Desmontar o reforço e fixá-lo ao molde com cianoacrilato.

6. Aplicar o opacificador e processar a prótese com resina de cura a quente.

7. Nesta fase, cortar o excesso de metal do acabamento de reforço e polir a sobredentadura e fazer a entrega.

Técnica 2

1. Depois de encerar e desparafinar as próteses enceradas.

2. Cortar um canal de 2 mm nas cristas dos dentes da prótese acrílica, de segundo pré-molar a segundo pré-molar, utilizando uma broca redonda n.º 3. 3.

3. Fazer um padrão de cera para encaixar no canal, investir e fundir o padrão de cera.

4. Posicionar a peça metálica no canal preparado, aplicar a resina opaca e processar a prótese.

> Os arames pré-fabricados também podem ser utilizados para reforço.

> Quando se utiliza um reforço metálico, deve ter-se o cuidado de não interferir no posicionamento dos grampos que serão processados.

Reforço com compósito reforçado com fibras[42]

As próteses sobrepostas também podem ser reforçadas com FRC. Isto tem muitas vantagens em relação ao reforço metálico.

1. Menos demorado.
2. Os problemas e os riscos de trabalhar com ligas Cr-Co, Ni-Cr são eliminados.
3. Evita-se a corrosão que pode ocorrer entre o metal dissimilar e o grampo de retenção.
4. Não é necessário opacificar.
5. O FRC liga-se mecânica e quimicamente à resina da prótese.
6. A resistência à flexão do FRC está dentro da gama de ligas utilizadas para próteses parciais fixas. Assim, pode fornecer um reforço adequado à prótese.
7. Os procedimentos de fundição são todos evitados, pelo que também é menos dispendioso do que o reforço metálico.

Procedimento para o reforço com FRC

1. Colocar a prótese experimental de cera no molde mestre e ferver a cera.
2. Ligar os clipes de retenção à barra no local correto.
3. Seringa de compósito fluido na retenção mecânica no topo de cada clip. A retenção mecânica ajuda a manter o clip na prótese, aqui liga o clip à estrutura FRC.
4. Bloquear com hidróxido de cálcio a parte retentiva dos clips que engata na barra.
5. Bloquear as partes restantes da barra e dos cilindros com material de silicone em relevo para garantir a possibilidade de recuperação após o processamento.
6. Utilize um cordão de cera de incrustação para formar um padrão para a estrutura FRC e lute-a com cera pegajosa para o molde.

38. Métodos de reforço de sobredentaduras

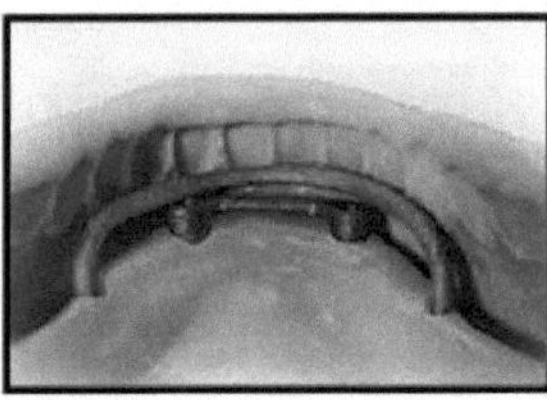

Fig. 219. Shows a cast metal reinforcement positioned lingually.

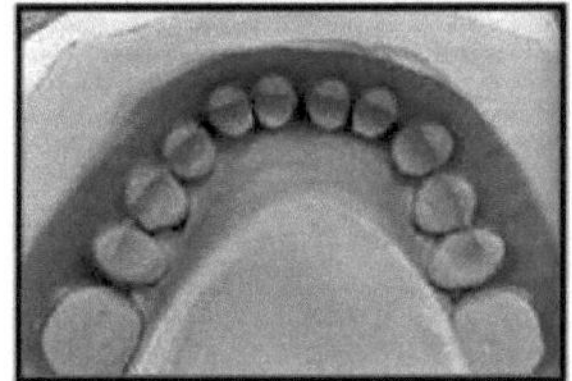

Fig. 220. Shows the channel created for the metal reinforcement.

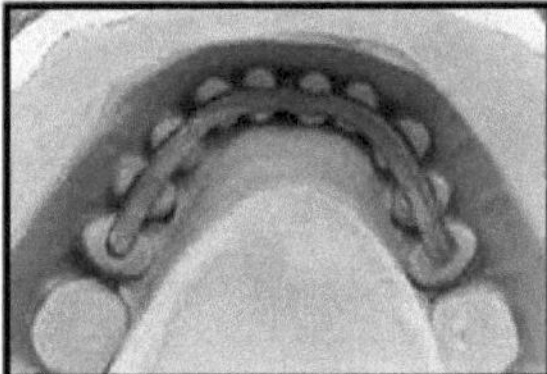

Fig. 221. Cast metal reinforcement positioned in the channel.

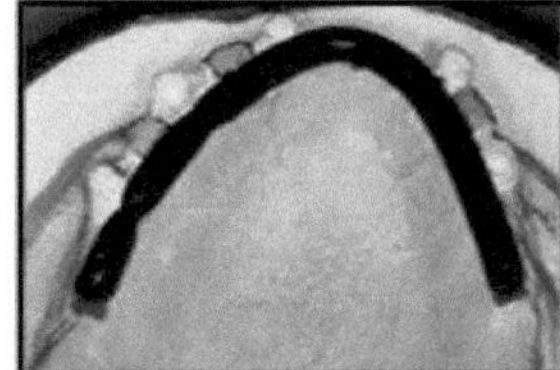

Fig. 222. Adapt a rope of inlay wax to create a pattern for FRC framework

Fig. 219. Mostra um reforço de metal fundido posicionado lingualmente.

Fig. 220. Mostra o canal criado para o reforço metálico.

Fig. 221. Reforço de metal fundido posicionado no canal.

Fig. 222. Adaptar uma corda de cera de incrustação para criar um padrão para a estrutura FRC.

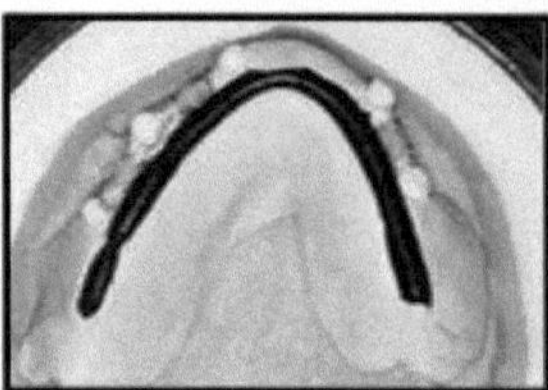

Fig. 223. Adapt putty around the wax pattern to form a trough.

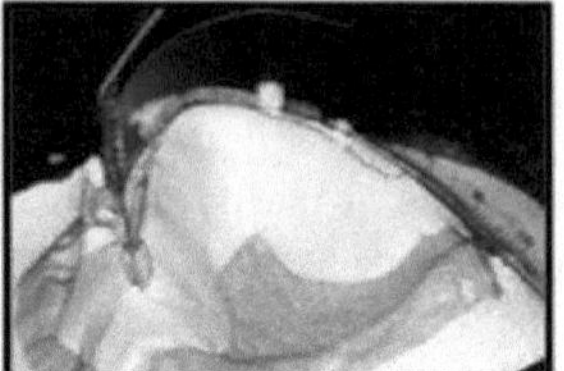

Fig. 224. Measure the pattern to know the length of FRC that is needed.

Fig. 223. Adaptar a massa à volta do padrão de cera para formar uma calha.
Fig. 224. Medir o padrão para saber o comprimento de FRC que é necessário.

39. Métodos de reforço de dentaduras

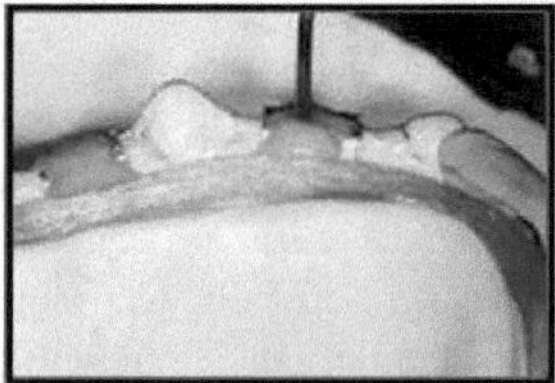

Fig. 225. Cut FRC strips, condense them to form a bar. Position the bar in the trough & attach clips with flowable composite.

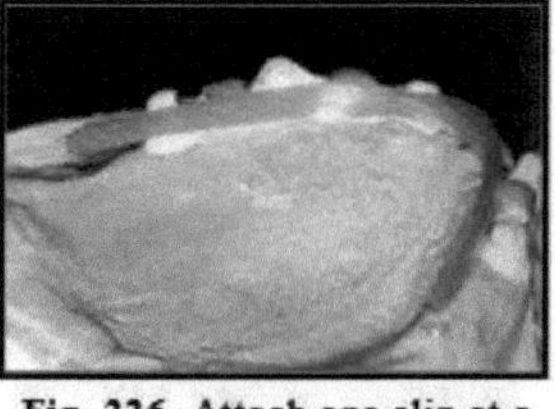

Fig. 226. Attach one clip at a time, then remove the matrix and light-cure the frame work.

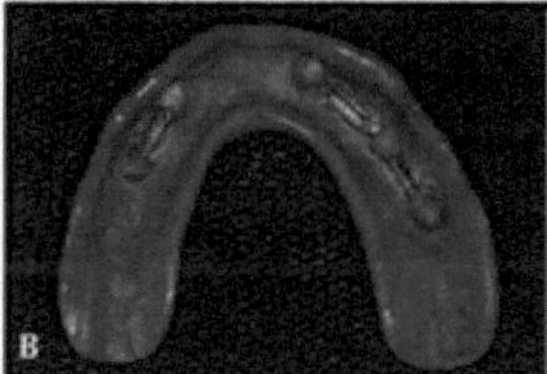

Fig. 227. Shows the completed denture with FRC frame work.

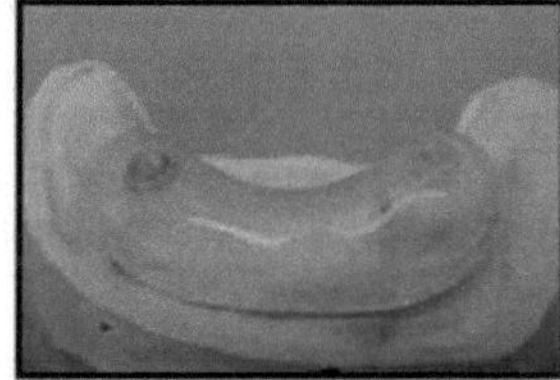

Fig. 228. Occlusal device made on the master cast.

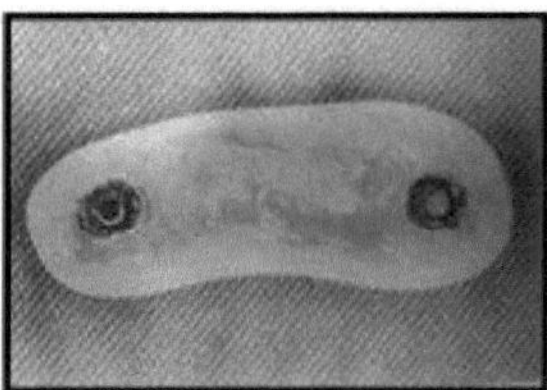

Fig. 229. Tissue surface showing the patrices attached to it.

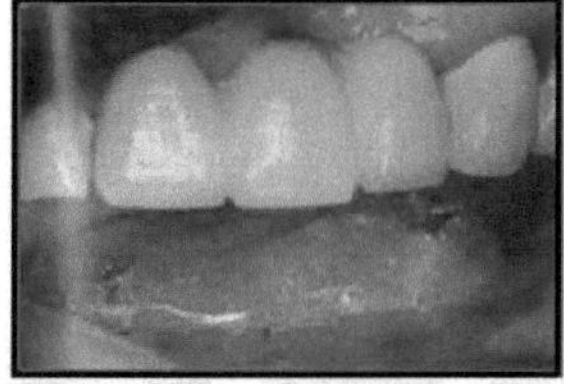

Fig. 230. Intraoral view showing the occlusal device position and its protective action.

Fig. 225. Cortar tiras de FRC, condensá-las para formar uma barra. Posicionar a barra na calha e fixar os clipes com composto fluido.
Fig. 226. Colocar um clipe de cada vez, depois retirar a matriz e fotopolimerizar a estrutura.
Fig. 227. Mostra a dentadura terminada com a estrutura FRC.
Fig. 228. Dispositivo oclusal feito no molde mestre.
39. Métodos de reforço de dentaduras
Fig. 229. Superfície de um tecido mostrando as patrices a ele ligadas.
Fig. 230. Vista intra-oral mostrando a posição do dispositivo oclusal e a sua proteção

7. Adaptar massa de silicone à volta do padrão de cera para formar uma calha para condensar o FRC e polimerizá-lo na posição.

8. Retirar o padrão de cera da matriz de massa de vidraceiro e medir o comprimento das tiras de FRC a cortar.

9. Cortar cerca de 50 tiras de FRC, condensar e enrolar numa placa de vidro para formar uma barra de 6 a 7 mm de diâmetro.

10. Colocar a estrutura FRC na matriz de massa e ligá-la aos clipes de retenção com compósito fluido. Polimerize o compósito fluido durante aproximadamente 20 segundos. Ao cimentar os clips, cimentar apenas um clip de cada vez e depois passar ao seguinte.

11. Assim que o FRC estiver fixado aos clips, remover a matriz de massa, colocar todo o molde principal numa unidade de polimerização ligeira durante 10 minutos e completar a polimerização do FRC.

12. Processar a prótese utilizando métodos padrão com resina de cura a quente.

13. Acabar e polir a prótese e agora a prótese está pronta para ser entregue.

7.6 PROTECÇÃO NOCTURNA / DISPOSITIVO OCLUSAL[43, 44]

Tal como acontece com as próteses completas convencionais, recomenda-se a remoção da sobredentadura suportada por implantes durante um mínimo de 8 horas por dia para permitir o descanso dos tecidos de suporte. Muitos pacientes preferem remover a sua prótese durante o sono. Quando a sobredentadura é removida, os pilares do implante entram em contacto com os dentes naturais, tecidos moles ou próteses opostos. Este contacto pode resultar em desconforto para o doente e possível desgaste ou quebra dos dentes, implantes ou componentes de fixação. Para evitar estes danos, recomenda-se a utilização de protectores noturnos / dispositivos oclusais.

Fabrico de proteção nocturna

1. O molde para o fabrico da proteção nocturna pode ser

a. O próprio molde mestre, que pode ser reutilizado para este efeito.

b. Segunda dose da impressão principal.

c. Impressão efectuada separadamente para este fim, utilizando hidrocolóides irreversíveis.

2. Delineie a extensão correta da proteção nocturna no molde principal. A extensão deve cobrir todos os pilares do implante.

3. Bloqueie os rebaixos à volta dos encaixes e adapte uma camada de cera da placa de base sobre toda a superfície anatómica do molde para alívio. Se estiverem presentes apenas dois pilares para a sobredentadura, então ambos têm de ser incluídos para proporcionar retenção para o protetor noturno. Quando estão presentes vários pilares, é suficiente utilizar apenas 2 ou 3 pilares para efeitos de retenção e cobrir apenas os encaixes não utilizados com cera.

4. Aplicar cera utilitária na extensão marcada.

5. Colocar os elementos de retenção de processamento nos acessórios de precisão.

6. Aplicar o meio de separação e, em seguida, fazer o protetor noturno utilizando resina autopolimerizável transparente através da técnica de aspersão. Colocar o molde numa unidade de polimerização sob pressão e deixar a polimerização terminar.

7. Remover o dispositivo oclusal, eliminar a cera e aparar os bordos. Substituir os elementos de retenção de processamento por elementos definitivos.

8. Introduzir o dispositivo na boca do doente e verificar a folga com a pasta indicadora de pressão. Modificar o dispositivo para obter contactos adequados na oclusão.

9. Instruções que devem ser dadas ao paciente

a. Utilizar a pressão dos dedos para colocar o dispositivo e não a força oclusal.

b. Ensine-lhes como retirar, inserir e limpar o dispositivo.

Verificar o dispositivo oclusal durante as visitas de revisão de 6 em 6 meses.

7 RESUMO E CONCLUSÃO

A implantologia é o atual ponto quente da medicina dentária. Proporciona novas formas de ajudar os pacientes dentários a alcançar o bem-estar funcional e social. Mais importante ainda, proporciona satisfação profissional ao próprio dentista. A aplicação dos implantes estendeu-se desde as próteses completas até à substituição de um único dente, restaurações parciais e próteses maxilo-faciais. Para além da função, a estética também se tornou uma consideração importante na terapia com implantes.

A área da implantologia é mais exigente. Requer mais dedicação, rigor, precisão, conhecimentos sólidos e, sobretudo, um bom apoio laboratorial. O sucesso do tratamento com implantes depende de uma coordenação perfeita entre o médico e o técnico.

O médico desempenha um papel fundamental, desde a seleção do doente, o planeamento do tratamento, a fase cirúrgica, o fabrico da prótese e a educação do doente. Atualmente, temos à nossa disposição várias técnicas e materiais que podem ser utilizados. Cabe ao dentista selecionar o mais adequado de acordo com as necessidades do doente.

O dever dos prostodontistas informados é esclarecer a fraternidade dentária sobre os méritos da aplicação de uma técnica adequada no fabrico e colocação de implantes. Isto pode ser conseguido através da organização de programas educativos dentários abrangentes que se concentrem na elaboração de todo o programa envolvido na terapia com implantes, em vez de se centrarem em fases específicas do tratamento com implantes. A taxa de sucesso que seria alcançada desta forma faria da terapia com implantes o tratamento de eleição em relação a outras técnicas contemporâneas.

O próximo grande obstáculo para tornar os implantes acessíveis a todos os doentes é o elevado custo do procedimento. Devem ser prosseguidos os esforços para conseguir fabricar próteses de implantes de qualidade e económicas.

A visão do futuro consiste em assegurar uma terapia de implantes sem falhas que seja acessível ao último paciente da medicina dentária.

8 BIBLIOGRAFIA

1. **Hofstede TM, Ercoli C, Hagan ME**. Prótese parcial fixa alternativa suportada por implantes cimentados de arco completo. J Prosthet Dent 1999; 82: 94 - 99.

2. **William, Alvin, Thomas, Ansgar**. Fabrico de uma superestrutura de duas peças para uma prótese completa mandibular fixa destacável suportada por implantes. J Prosthet Dent 2000; 84: 205 - 209

3. **Proussaefs P**. Um padrão de cera de diagnóstico maxilar aparafusado e suportado por implantes. J Prosthet Dent 2002; 87: 403 - 406.

4. **Cobb GW, Metcalf M, Parsell D e Reevas GW**. Um método de tratamento alternativo para uma prótese híbrida fixa e destacável: Um relatório clínico. J Prosthet Dent 2003; 89: 239 - 243.

5. **Brosky ME, Korioth TWP, Cir Dent e Hodges J**. O cantilever anterior na prótese mandibular aparafusada suportada por implantes. J Prosthet Dent 2003; 89: 244 - 249.

6. **Paez CY, Barco T, Roushdy S e Andres C**. Prótese de implante de estrutura dividida concebida para compensar a flexão mandibular: Um relatório clínico. J Prosthet Dent 2003; 89: 314 - 343.

7. **Wee AG**. Comparação de materiais de impressão para impressões diretas de múltiplos implantes. J Prosthet Dent 2000; 83: 323 - 331.

8. **Herbt, J. C. Nel, H. Dipdent, C. H. Drissen, P. J. Becker**. Avaliação da exatidão da impressão para superestruturas suportadas por implantes osseointegrados. J Prosthet Dent 2000; 83: 555 - 561.

9. **Vigolo P, Majzoub, Cordioli G**. Comparação in vitro da exatidão do molde mestre para a substituição de implantes num único dente. J Prosthet Dent 2000; 83: 562 - 566.

10. **Dumbrigue HB, Gurun DC, Javid NS**. Barras pré-fabricadas de resina acrílica para esplintar coifas de transferência de implantes. J Prosthet Dent 2000; 84: 108-1 10.

11. **Daovdi F, Setchell DJ, Searson JL**. Uma investigação laboratorial da exatidão de duas técnicas de moldagem para implantes de um só dente. Int J Prosthodont 2001; 14: 152 - 158.

12. **Vigolo P, Majzoub Z, Cordioli G**. Avaliação da exatidão de três técnicas utilizadas para impressões de pilares de implantes múltiplos.J Prosthet Dent 2003; 89: 186 - 192.

13. **Burns J, Palmer R, Howe L, Wilson R**. Exatidão das impressões de implantes em moldeira aberta: Uma comparação in vitro de moldeiras de stock versus moldeiras personalizadas. J Prosthet Dent 2003; 89:250 - 255.

14. **Blair FM, Wassell RW**. Um estudo dos métodos de desinfeção de moldes dentários utilizados em hospitais dentários no Reino Unido. Br Dent J 1996;180:369 - 375.

15. **McCabe JF, Walls AWG**. Materiais dentários aplicados. 8th edition.

16. **Rungcharassaeng K, Kan JYK**. Fabrico de uma base de suporte estável para pacientes completamente desdentados tratados com implantes osseointegrados utilizando pilares de cicatrização. J Prosthet Dent 1999; 81: 224 - 227.

17. **Chaimattayompol N, John Stanescu, Jay Steinberg, Thomas J. Vergo**. Utilização de um índice bucal de montagem cruzada para ajudar a transferir as relações espaciais de uma prótese provisória para a prótese definitiva suportada por implantes. J Prosthet Dent 2001; 85: 509 - 515.

18. **Cheng AC, Wee AG**. Registo da posição do dente formado a vácuo como um índice para o fabrico de uma prótese suportada por implantes endósseos. J Prosthet Dent 2001; 86: 546 - 548.

19. Shor A, Chigurupati K, Goto Y. Um índice de posição dentária de prótese fabricado com resina acrílica fotopolimerizada. J Prosthet Dent 2003; 89: 515 - 517.
20. Quinlan PE. Uma técnica simples para facilitar o fluxo de investimento através dos canais de acesso aos parafusos. J prothet Dent 2002; 88:1 12-113.
21. Takahashi T, Gunne J. Adaptação de estruturas de implantes: Uma comparação in vitro entre duas técnicas de fabrico. J Prosthet Dent 2003; 89: 256 - 260.
22. Evans DB. Correção do ajuste de restaurações implanto-suportadas através de maquinação por descarga eléctrica. J Prosthet Dent 1997; 77: 212 - 215.
23. Kan JYK, Rungcharassaeng K, Bohsali K, Goodacre C, Lang B. Métodos clínicos para avaliar a adaptação da estrutura do implante. J Prosthet Dent 1999; 81: 7 - 13.
24. Romera GG, Engelmeier R, Powers JM, Canterbury A.A. Precisão de três técnicas de correção para o fabrico de barras de implantes - J Prosthet Dent 2000; 84: 602 - 607.
25. Krammer RV. Procedimento para obturar o canal de acesso e evitar o afrouxamento do parafuso dos pilares num implante. J Prosthet Dent 1999; 81: 234 - 236.
26. Moulding MB, Loney RW, Murphy V Método alternativo para desenvolver orifícios de acesso através do acrílico em próteses aparafusadas sobre implantes. J Prosthet Dent 2001; 86: 553 - 555.
27. Matthews JT, Chaffee Nancy, Minsley G, Felton D, Cooper C. Resolução da sobredentadura do implante de uma relação esquelética de classe II do paciente edêntulo: Um relatório clínico. J Prosthet Dent 1999; 82: 257 - 262.
28. Pellecchia M, Pellecchia R e Emtiaz S. Prótese parcial removível mandibular de extensão distal ligada a uma prótese fixa anterior suportada por implantes: Um relatório clínico. J Prosthet Dent 2000; 83: 607 - 612.
29. De Carvalho WR, Barbosa EDSP, Caula AL. Prótese cimentada em implantodontia: Um relato clínico. J Prosthet Dent 2001; 85: 345 - 348.
30. Williams BH, Ochiai GT, Hoho S, Nishimura R, Caputo AA. Retenção de implante maxilar sobre barras de dentadura de diferentes desenhos. J Prosthet Dent 2001; 86: 603 - 607.
31. Fridrich T, Foo H. Índice de posição dentária para o fabrico de uma barra de sobredentadura suportada por implante mandibular. J Prosthet Dent 1998; 80: 121 - 123.
32. Azarmehr P, Bolbolan M. Técnica intra-oral para adaptar uma barra e um clip numa prótese completa implanto-suportada. J Prosthet Dent 1999; 81: 644 - 646.
33. Choy E, Reimer D. Processamento laboratorial de encaixes para próteses sobre implantes. J Prosthet Dent 2001; 85: 516 - 519.
34. Sadig WM. Técnica especial para a incorporação de um acessório com uma sobredentadura de implante. J Prosthet Dent 2003; 89: 93 - 96.
35. Winkelman R, Orth K. Implantes dentários - Tecnologia laboratorial fundamental e avançada: Wolfe.
36. Ku YC, Shen YF, Chang YM. Bloqueio antes de recolher a impressão de uma prótese sobreposta com acessórios ERA. J Prosthet Dent 2002; 87: 695.
37. Chaves LG, Alarcon EK. Uma técnica implícita para bloquear os cortes inferiores durante a fixação direta da matriz de sobredentadura. J Prosthet Dent 2002; 88: 111.
38. KoKubo Y, Fukushima S. Fixação magnética para a gestão estética de uma sobredentadura. J Prosthet Dent 2002; 88: 354 - 345.
39. Adrain ED, Krantz WA, Ivanhoe JR. A utilização de silicone processado para reter a sobredentadura suportada por tecido implantado. J Prosthet Dent 1992; 67: 219 - 222.

40. **Kiat-Amnuay S, Mekayarajjanannonth T, Cron CC, Khan Z, Gettleman L**. Métodos simplificados para o fabrico de próteses sobre implantes suportadas por tecidos com retenção de um revestimento resiliente. J Prosthet Dent 1999; 82: 242 - 245.

41. **Rodrigu es AHC**. Reforço metálico de próteses mandibulares sobre implantes. J Prosthet Dent 2000; 83: 51 1 - 513.

42. **Duncan JP, Freilich, Latvis CJ**. Estrutura de compósito reforçado com fibra para prótese sobre implante. J Prosthet Dent 2000; 84: 200 - 204.

43. **Yen-Chen Ku, Yu-Fushen**. Fabrico de um protetor noturno para uma sobredentadura de implante ERA. J Prosthet Dent 2002; 88: 240 - 241.

44. **Baker PS, Ivanhoe JR**. Fabrico de um dispositivo oclusal para a proteção de pilares de implantes sobredentados com O-ring. J Prosthet Dent 2003; 90: 605 - 607.

45. **Ercoli C, Graser GN, Tallents RH, Hagan ME**. Procedimento alternativo para fazer uma supraestrutura metálica numa sobredentadura suportada por implante de barra fresada. J Prosthet Dent1998;80:253-8.

46. **Hebel KS**. Registo da posição do implante e molde da posição do implante: Minimizando erros, procedimentos e visitas do paciente no fabrico da prótese de barra fresada. J Prosthet Dent; 83: 107 - 1 16.

47. **Prisco R, Morgano SM, D'Amato S.** Novo pilar para uma coroa aparafusada suportada por implantes. J Prosthet Dent 2001;85:30- 33.

48. **Marchack CB, Yamashita T.** Fabrico de um pilar personalizado digitalmente digitalizado: Um relatório clínico. J Prosthet Dent 2001; 85: 1 13 - 115.

49. **Brodb eck URS.** O pilar ZiReal: Um novo pilar de implante cerâmico. J Esthet Restor Dent 2003;15:10-24.

50. **Chaimattayompol. N.** Fabrico em cadeira de implantes provisórios - prótese suportada utilizando coifas de impressão. J Prosthet Dent 2000; 83: 374 - 375.

51. **Dumbrigue HB, Esquivel JF, Gurun DC.** Opções para o fabrico de restaurações provisórias para pilares sólidos ITI. J Prosthet Dent 2001 ; 86: 658 - 661.

52. **Proussaefs P.** A utilização de pilares de cicatrização para o fabrico de próteses provisórias suportadas por implantes e retidas por cimento. J Prosthet Dent 2002; 87: 333 - 335.

53. **Tarlow JL.** Procedimento para obter o contorno correto de uma coroa suportada por implantes: Um relatório clínico. J Prosthet Dent 2002; 87: 416 - 418.

54. **Savabi O, Nejati D anesh F.** Um método para o fabrico de restaurações provisórias em pilares sólidos de implantes ITI. J Prosthet Dent 2003; 89: 419.

55. **Hirayama H, Kang KH, O ishi Y.** A modificação de cilindros provisórios para o fabrico de restaurações provisórias cimentadas suportadas por implantes. J Prosthet Dent 2003; 90: 406 - 409.

56. **Kaiser DA, Jones JD.** Novo sistema de moldagem para restauração cimentável de pilar sólido ITI. J Prosthet Dent 2000; 83: 276 - 278.

57. **Matsushita Y, Kihara M.** Uma técnica de moldagem de implantes modificada. J Prosthet Dent 2002; 87: 343 - 344.

58. **Dumbrigue HB.** Análogos de pilares de implantes em compósito para moldes sólidos. J Prosthet Dent 2002; 87: 410.

59. **Chaimattayompol N, Arbree NS, Wong SX.** Um método simples de efetuar uma moldagem ao nível do implante quando se apresenta um espaço limitado, posições desfavoráveis do implante ou angulações problemáticas do implante. J Prosthet Dent 2002;

87: 684 - 687.
60. Nissan J, Barnea E, Krauze E, Assif D. Técnica de moldagem para pacientes parcialmente edêntulos. J Prosthet Dent 2002; 88: 103 - 104.
61. Polack MA; S implemento do método de fabrico de uma coifa de impressão para reproduzir a gengiva peri-implantar no molde mestre. J Prosthet Dent 2002; 88: 221 - 223.
62. Grossmann Y, Madjar D. Tratamento protético para implantes severamente desalinhados: Um relatório clínico. J Prosthet Dent 2002; 88: 259 - 262.
63. Moon MG, Marrero R. Modificação higiénica da superestrutura do implante. J Prosthet Dent 2001; 85: 206.
64. Frelich MA, Duncan JP, Alarcon EK, Eckrote KA, Goldberg AJ. O desenho e o fabrico de próteses de implantes reforçadas com fibras. J Prosthet Dent 2002; 88: 449 - 454.
65. Aboyoussef H, Weiner S, Ehrenberg D. Efeito de uma forma de resistência anti-rotação no afrouxamento de parafusos para coroas unitárias suportadas por implantes. J Prosthet Dent 2000; 83: 450 - 455.
66. Kuo SB, Hsiang - His Hong, Tsung - Po Tsai, Yu - Fu Shen. Desenvolvimento de um perfil de emergência ótimo da restauração definitiva com uma técnica de coifa de impressão modificada para pilar sólido ITI. J Prosthet Dent 2002; 88: 646 - 648.
67. HoboS , Ichida E, Garcia LT. Osseointegração e oclusão
Reabilitação. 3rd Reprint. Tóquio, Japão: Quintessence Publishing Co, 1991.
68. Taylor R, Bergman G. Laboratory Techniques for the Branemark System. Chicago, Illinois: Quintessence Publishing Co, Inc, 1990.
69. Misch CE. Implantodontia Contemporânea. Segunda edição. St Louis: Mosby, 1999
70. Winkelman R, Orth K. Dental Implants - Fundamental and Advanced Laboratory Technology. Barcelona: Wolfe, Mosby - Year book Europe limited, 1994.
71. Rasmussen RA. Um Atlas a cores - O sistema Branemark de Reconstrução Oral. Ishiyaku EuroAmerica, Inc, Publishers, 1992.
72. Mckinney RV. Implantes dentários endósteos. Mosby Year book
73. Zarb, Bolender. Tratamento protético para pacientes edêntulos - próteses completas, implantes e próteses suportadas por implantes. Décima segunda edição. Índia: Elsevier, 2004.
74. Brudvik JS. Advanced Removable Partial Dentures (próteses parciais removíveis avançadas). Illinois: Quintessence Publishing Co, Inc, 1999.
75. O'brien WJ. Materiais dentários e sua seleção. Segunda edição. Carol Stream: Quintessence Publishing Co, Inc, 1999.

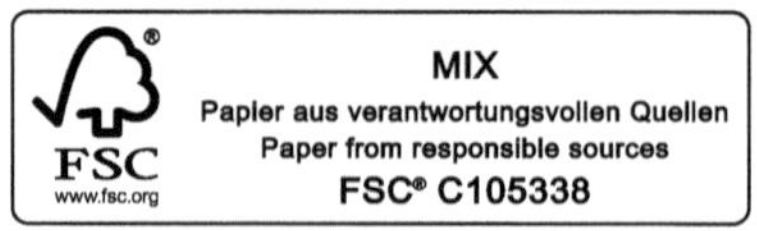

Printed by Books on Demand GmbH, Norderstedt / Germany